中医自我疗愈手册

张玉苹 主编

中国纺织出版社有限公司

图书在版编目（CIP）数据

中医自我疗愈手册 / 张玉苹主编 . -- 北京： 中国纺织出版社有限公司，2024.12. -- ISBN 978-7-5229-2454-0

Ⅰ. R212-62

中国国家版本馆 CIP 数据核字第 20254ZP446 号

责任编辑：樊雅莉　　　特约编辑：张小敏
责任校对：王花妮　　　责任印制：王艳丽

中国纺织出版社有限公司出版发行
地址：北京市朝阳区百子湾东里 A407 号楼　邮政编码：100124
销售电话：010—67004422　传真：010—87155801
http://www.c-textilep.com
中国纺织出版社天猫旗舰店
官方微博 http://weibo.com/2119887771
天津千鹤文化传播有限公司印刷　各地新华书店经销
2024 年 12 月第 1 版第 1 次印刷
开本：880×1230　1/32　印张：9.5
字数：185 千字　定价：69.80 元

凡购本书，如有缺页、倒页、脱页，由本社图书营销中心调换

编委会

主　编　张玉苹

副主编　曲玉龙　李玉琦　郭紫薇

编委会　（按姓氏汉语拼音排序）

蔡泽楷　戴亦爽　段　帅

郭紫薇　何东森　李　杰

李玉琦　曲永龙　任　亮

孙　瑞　王青青　韦　浩

张庆临　张玉苹　赵云松

推荐序

中医历来重视养生之道，健康长寿是我们共同的心愿与追求。一直以来，传统中医药守护着人们的健康，在生活中我们可以主动运用中医药养生防病，努力解决自身的健康问题，我们每个人都要做自己健康的主人。我今年已九十岁高龄，依旧关注着中医事业的发展，心系着中医学术的传承。不仅医生需要掌握中医药知识，我们老百姓也需要掌握一些中医养生保健的知识与方法，进行自我调养，积极预防疾病。我一直积极主张发挥中医治未病的优势，早在1988年，我主编了《长寿秘诀选注》一书，当年我们从历代中医典籍，特别是养生著作中精选出一百二十余条长寿秘诀，进行注释，并添加按语，呈现给广大读者养生之道。1989年我主编的《实用中医保健学》由人民卫生出版社出版，全书贯穿"不治已病治未病"的宗旨，以"饮食有节，起居有常，不妄作劳，形与神俱"为主题，以防病、防老和健康长寿为主要内容，深受广大读者欢迎。2016年中国中医药出版社在原有的基础上出版《实用中医保健学（修订本）》。

如今，喜闻吾徒张玉苹教授即将出版《中医自我疗愈手册》一书，我甚是欣慰。这些年她在北京中医药大学一直从事中医养生的一线教学与科研工作，可以说她是目前中医养生领域的专业人才，她还担任我在北京中医药大学的名医工作室负责人，一直聚焦中医妇幼健康领域，也在传承齐鲁张氏流派的学术思想。尽管中医药护佑我国百姓健康几千年了，但很多人依然不了解中医药。虽然很多人在讲养生，但养生内容并不成体系，老百姓很盲从，甚至会断章取义，老百姓急缺专业、简便、实用的中医养生知识。

《中医自我疗愈手册》这本书将中医养生知识系统地呈现在读者面前，之所以称为手册，是因为该书内容全面、简单、实用，全书包括上、中、下三篇，涵盖了养生之理、养生之术、养生之用。希望读者能静下心来，以书为友，一起研学中医药。书中既有相关的中医理论，也有常用的养生方法，还有配套的功法视频演示。在书中最后还附有"应时膳食"篇，附有人体每日易发疾病和每日可食用的药物或食物。"应时膳食"虽属中医"因时养生"的内容，但目前出版的书籍鲜有论述，这部分内容是本书的一大亮点。中医认为不同季节、不同节气的饮食原则不同、每日的饮食之法亦不同，所以这部分内容极具实用性，指导人们关注自然界气候的变化，每日合理饮食，主动调摄，积极预防，这符合《黄帝内经》"谷肉果菜，食养尽之"的理论，也符合孙思邈的"食疗不愈，然后命药"的思想。

仁者寿无疆，智者乐永恒。愿师彭祖寿，养生学筏铿，或如孙真人，双稀安乐龄。愿中医学子研真经，谨记"学医必重德，大医方精诚"。最后祝贺《中医自我疗愈手册》一书出版。

2024 年 11 月 16 日于济南

前言

《论语·为政》曰:"四十不惑,五十知天命。"岁月如梭,在北京中医药大学教学已二十余个春秋,送走了一波波中医学子。我时常在想自己的人生使命是什么?教书育人,治病救人,传承中医药,让更多人能了解中医药、领略中医药的魅力,让中医药能走入寻常百姓生活中,能为人们的健康保驾护航。我每年讲《中医养生学概论》这门课的时候,学生都是抢课才能选上,上课的机会来之不易,学生常会问到:"老师,养生的真谛是什么?"我说:"你们能安心上课,让自己身心合一,就是最好的养生,有时间就去读中医经典著作和中华优秀文化著作,答案都在里面。"大学是一个可以让人安静下来的地方,沉下心来,静静读书,认真教学,冥思科研,潜心临床,看到学生成长,看到患者被治愈,甚是欣慰!"上工治未病",一位高明的医生不仅能看好病,还要未雨绸缪,能掌握疾病的发展规律,未病先防、既病传变、瘥后防复,这些年我也在极力探索如何将中医治未病与中医临床有机结合。

如今,很多人逐渐认识到健康弥足珍贵。在这样一个看似不缺养生知识的年代,很多人依旧茫然,对于健康知之甚少,对中医药更是不甚了解,把健康交给了别人,忘记了自己是健康的主人,每天带着疲惫的身心,茫然生活……

我们生于自然，长于自然，你可曾留意到自然对你的健康有怎样的影响？你的身体陪伴你一生，你是否懂得他是如何运转，如何能照顾好你的身体？我们的心每天面对那么多事情，面对扑面而来的信息和五彩缤纷的世界，在当下你的心需要什么？如何才能滋养你的心？读读这本手册，看看在中医视角下，人体的五脏（心、肝、脾、肺、肾）六腑（小肠、胆、胃、大肠、膀胱与三焦）是如何运转？人体如何保持阴平阳秘的健康状态？人与自然有怎样的联系？人为什么会生病？生病了怎么办？希望本书的出版能为广大读者开启一扇窗，为你的生活添加一分色彩，开启新的篇章。你可以更健康地生活，更高效地工作，拥有更好的睡眠、更平静的内心、更健康的身体，也希望你在忙碌的生活中能停下脚步，休息片刻，就在当下感受自己，接纳自己，感受自然，身正心安，婉然从物。

　　我想中医药的传播更需要青年中医的参与，他们担负着新时代的历史使命，他们就像是中医药的种子，播撒在世界各地，生根发芽，开花结果。参与本书编写的青年中医，都来自北京中医药大学，他们热爱中医，甚至视中医为挚爱，并且怀揣着大医精诚的心，把传承与发扬中医作为毕生的追求。

　　希望这颗中医的种子能种进广大读者的心田，生根发芽。愿你能明中医，会生活，更健康！

张玉苹

北京中医药大学

2024 年 5 月 13 日

目录

上篇 人体健康与自然之道

3　第一章
人体健康整体看

- 3　第一节　身体像一个"小国家"
- 4　第二节　"国家"的十二官系统
- 21　第三节　十二官系统与情绪的关系
- 23　第四节　身心不二
- 25　第五节　修身养心（性）哲学观

30　第二章
人体健康与自然的和谐之道

- 30　第一节　生于自然，本于自然
- 31　第二节　顺应四季，知常达变
- 41　第三节　自然之气对身体的影响
- 45　第四节　五运六气不可不知

中篇　中医调养治病之法

49　第三章
认识人体的正气和外在邪气

49　第一节　认识人体的正气

52　第二节　认识疾病的原因

55　第三节　说说外来的邪气

56　第四节　正邪相争之战争

59　第四章
中医治病原则

59　第一节　祛除外来的邪气

63　第二节　扶助内在的正气

69　第五章
中医调摄方法

69　第一节　食　养

90　第二节　功　法

113　第三节　自我按摩

115　第四节　静　坐

116　第五节　外治疗法

125　第六节　音乐疗法

下篇 常见不适症状的中医调养

133 第六章

护心养心篇

- 133 第一节 心　悸
- 137 第二节 胸　闷
- 141 第三节 胸　痛
- 145 第四节 失　眠
- 149 第五节 焦　虑

153 第七章

养肝疏肝篇

- 153 第一节 急躁易怒
- 157 第二节 胁肋胀满
- 160 第三节 眩　晕
- 163 第四节 抑　郁
- 166 第五节 月经病

172 第八章

健脾养胃篇

- 172 第一节 呕　吐
- 176 第二节 纳　差
- 179 第三节 泄　泻

182　第四节　便　秘
187　第五节　乏　力

191　第九章
护肺祛邪篇

191　第一节　发热恶寒
194　第二节　咳嗽咽痛
197　第三节　鼻塞流涕
200　第四节　头痛身痛
204　第五节　汗出异常

207　第十章
补肾益精篇

207　第一节　腰酸痛
211　第二节　排尿异常
214　第三节　水　肿
217　第四节　脱发白发
220　第五节　健　忘

223　附　篇
应时膳食篇

257　附　赠
常见不适症状取穴速查图谱

上篇 人体健康与自然之道

「春三月,此谓发陈。天地俱生,万物以荣,夜卧早起,广步于庭,被发缓形,以使志生。」

——《素问·四气调神大论》

第一章

人体健康整体看

第一节 身体像一个"小国家"

古代的国家，有君主，有宰相、将军、护卫等各级官员；有百姓，有城墙，有房屋，有田地，有河流……君主开明仁德，官员们各司其职，百姓们各得其所，维持着正常的国家秩序。其实，人的身体就像一个小国家。人体内的五脏六腑、十二经络、皮肉筋骨脉、五官九窍分属不同的系统，扮演着不同角色，维持着生命的整体状态。

如果将身体比喻成国家，那么好的国家是什么样子呢？

中国有非常伟大的阴阳分类。从阴阳分类来看，先看相对活跃着的"阳化气"部分，一个好的国家要有开明仁德的君主，各级官员各司其职管理得当，经济繁荣，人民安居乐业、其乐融融。再看相对静止的"阴成形"的部分，国家的城墙要坚固，有充足的兵力，有肥沃的土地，食物丰盛，水源充沛等。如遇敌人，有坚固的城墙、尽忠善战的军队、丰富的粮草供给，外能奋起抗邪，内可不起战乱，人民依然能安居乐业。

> **阴阳：**是指具有对立相反又相互关联的事物和现象或一事物内相互对立的两个方面。如以人为例，男为阳，女为阴；腰以上为阳，以下为阴；腹部为阳，背部为阴；五脏为阳，六腑为阴。

正常情况下，人体阴阳平衡，气的升降出入正常，国家政府管理系统的官员们——五脏（心、肝、脾、肺、肾）和六腑（小肠、胆、胃、大肠、膀胱与三焦）各司其职。例如，身为君主之官的心，身为相傅之官的肺，相当于君主和宰相，对国家的繁荣富强至关重要。一个美丽、稳定、安全、富足、其乐融融的的国家，呈现出的便是一个充满活力的、健康的身体。

第二节 "国家"的十二官系统

一、从中医的角度看，身体这个国家的各系统人员有哪些

《黄帝内经》划分了十二官系统，分别是心为君主系统、肺为宰相系统、肝为将军系统、胆为决策系统、心包为使臣系统、脾胃为粮食仓储系统、大肠为输送系统、小肠为资源供养系统、三焦为疏导水道系统、膀胱为水液代谢系统，即身体的五脏六腑。十二官有6对表里关系，分别是心与小肠、肺与大肠、肝与胆、肾与膀胱、脾与胃、心包（膻中）与三焦。表里关系可以理解为，表里联系、表里配合的关系，使人体形成一个内外相通的整体。

十二官系统联合起来为人的整个身体提供了不竭动力，保证了人体的正常的活动，支撑人体的正常行为。

"心者，君主之官，神明出焉。"心是"君主之官"，在五脏六腑中居于主导地位，主宰人体的生命活动。"神明出焉"是指人的精神意识活动与心密切相关。

"肺者，相傅之官，治节出焉。"肺是"相傅之官"，能辅佐"君主之官"（心），如心主血脉的功能需要肺的辅助；"治节"即治理、调节，肺有治理和调节气、血、津液的功能。

"肝者，将军之官，谋虑出焉。"肝是"将军之官"，稳坐大后方出谋划策，古人以将军桀骜不驯的性格比喻肝喜条达而恶抑郁的生理特点。保持肝气柔和舒畅，才能发挥肝的正常生理功能。

"胆者，中正之官，决断出焉。"胆是"中正之官"，犹如一个处理事物不偏不倚的清官，善主决断。若人胆气虚则容易犹豫不决。

"膻中者，臣使之官，喜乐出焉。"此"膻中"指"心包络"，即心外之包膜，犹如君主之近侍，传出心的"喜乐"。

"脾胃者，仓廪之官，五味出焉。"脾胃是"仓廪之官"，与饮食密切相关，能运化饮食为水谷精微，是后天营养的源泉。

"大肠者，传道之官，变化出焉。""传道"即传导，大肠主要的功能是传导糟粕。

"小肠者，受盛之官，化物出焉。""受盛"即承受，"化物"即消化食物和泌别清浊。小肠承受胃腑而来的食物，再一次消化吸收，并将其分为清浊两部分，清者即精微部分，经脾气营养周身；浊者即水液和食物残渣，水液入膀胱，残渣归于大肠。

"**三焦者，决渎之官，水道出焉。**""决"即通，"渎"即水道；"三焦"有疏通水道、运行水液的功能，是水液升降出入的通道。

"**膀胱者，州都之官，津液藏焉，气化则能出矣。**""州都"即都城，能容纳他物，"津液"指水液，"气化"指阳气对水液的蒸化作用；膀胱能容纳水液，通过阳气的蒸化可以将水液排出体外。

"**肾者，作强之官，伎巧出焉。**""作强"即作用强力，"伎"同"技"，"伎巧"即聪慧；肾主骨，肾精充足则骨骼强壮，故言"作强之官"；肾主骨生髓，髓能充脑，髓海（脑为髓海）充盈，则人聪慧，故言"伎巧出焉"；因此，一个人的体魄和智慧与肾有密切关系。另有医家认为，"作强之官"指的是肾主生殖的功能——在男子言"作强"，男子肾强则能育；在女子言"伎巧"，女子肾强方能有孕。

解释完这十二大管理系统，我们再来了解一下五脏系统成员都包括哪些（见表1-1）。它们分别形（形体）、窍（五官九窍）、志（情志）、液（水液）、时（四季），还有五脏之气显露于外的"门面担当"及五脏所主方位。例如心其华在面，一个人脸色很好，我们便知道他心情很好，心气很足；如果一个人面色晦黯无光泽，便可以判断很可能心出了问题，或是心脏生病受损，或是心情非常糟糕。

肝系统包括：在志为怒，在体合筋，其华在爪，在窍为目，在液为泪，与春气相通应。

心系统包括：在志为喜，在体合脉，其华在面，在窍为舌，在液为汗，与夏气相通应。

脾系统包括：在志为思，在体为四肢及肌肉，其华在唇，在窍为口，在液为涎。

肺系统包括：在志为悲，在体合皮，其华在毛，在窍为鼻，在液为涕，与秋气相通应。

肾系统包括：在志为恐，在体合骨，其华在发，在窍为耳和二阴，在液为唾，与冬气相通应。

表1-1 以五脏为中心的整体观

五脏	形体	其华	五官	情志	五液	季节	方位
肝	筋	爪	目	怒	泪	春	东
心	脉	面	舌	喜	汗	夏	南
脾	肉	唇	口	思	涎	长夏	中
肺	皮毛	毛	鼻	悲	涕	秋	西
肾	骨	发	耳	恐	唾	冬	北

二、十二官系统的功能作用是什么

十二官系统功能的整体特点是"五脏藏精气而不泻，六腑传化物而不藏"。

"五脏藏精气"是指五脏把精微物质浓缩之后放在一个地方。"不泻"这里也并不是指不拿出来，而是指不轻易地用掉，就像把很宝贝的东西放在保险柜里，用的时候才拿出来，不用的时候就藏起来。

"六腑传化物"，是指接受、承纳以及腐熟水和食物，进行分类消化也就是泌别清浊，将饮食中的精华吸收，传化全身；将糟粕排出体外，不使"垃圾"存留在体内。"不藏"，即不固定在某个地方，六腑的健康状态是"和降通畅"。

六腑的生理功能具体为：饮食物入胃，经胃的腐熟，下移小肠，进一步消化，并泌别清浊，吸收其中的精微物质，大肠接受小肠中的食物残渣，吸收其中的水分，其余的糟粕经燥化与传导作用，排出体外，成为粪便。在饮食物消化、吸收过程中，胆排泄胆汁入小肠，以助消化，吸收入人体的水液则经膀胱排出。三焦不但是传化的通道，更重要的是主持诸气，推动了传化功能的正常进行。

必须要强调的是，中医的脏腑，除了指解剖的实质脏器，更重要的是对人体生理功能和病理变化的概括以及情志、身心与自然的对应关系。因此虽然与现代医学里的脏器名称大多相同，但其概念、功能却不完全一致，所以不能把两者等同起来。

1. 君主之官——心

"心者，生之本，神之变（处）也，其华在面，其充在血脉。"心主宰人体的生命活动，所以称心为"生之本"；面色的改变一定程度上可以反映心的生理、病理变化；"神之变（处）"，心有藏神的生理功能；"其充在血脉"即心主血脉的生理功能。

心主血脉：指心能生血、行血，维持脉道通利，即心主血和心主脉。心的生理功能正常，则血液充足，血液运行通畅，脉道通利。反之，心气不足，血液生成减少则血虚失养，面色淡白，舌色淡，脉弱无力；心气无力推动血液运行，血行瘀滞，脉道壅塞，轻则呼气不畅、胸闷不舒，重则心胸刺痛、唇舌青紫。

心藏神：心是神的居处，血是神的物质基础。心与精神、意识、思维活动密切相关。心藏神的功能正常，则神志清楚，反应灵敏，思维敏捷，睡眠安稳，舌体运动正常；反之，则可能出现心烦、失眠、多梦、痴呆、癫狂、精神亢奋或抑郁、舌体僵硬等。

> **神**：有广义之神与狭义之神。广义之神，指人体内在的生理活动及其外在表现，即机体表现于外的"形征"，如面色、言语、肢体活动等；狭义之神，指人的精神、意识、思维活动。

2. 臣使之官——心包

心包是指心脏外面的包膜，心包代心受邪。"心者，五脏六腑之大主也，精神之所舍也，其脏坚固，邪弗能容也。容之则心伤，心伤则神去，神去则死矣。故诸邪之在于心者，皆在于心之包络。包络者，心主之脉也，故独无俞焉。"心为君主之官，君主是不怎么干活的，君主发号施令，让大家去干活。心包其实是钦差大臣，代心行令。如果说这个事情到了御驾亲征，那事情太严重了，

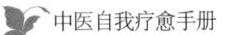

是不是？

3. 相傅之官——肺

"肺者，气之本，魄之处也，其华在毛，其充在皮。"肺的主要生理功能是主气司呼吸，肺对人体之气的产生和运动有重要意义，故为"气之本"；肺可输精于体表，营养皮毛，使皮毛发挥抵御外邪、维持体温等生理功能，同时肺的病变也可以通过皮毛表现出来。

肺主气：肺主一身之气，一方面，肺吸入的自然之气是宗气生成必不可少的物质基础；另一方面，肺的呼吸运动影响全身气机的调节，若肺的呼吸运动失常导致气机不畅，则可能出现气逆、气滞等。肺主呼吸之气，肺为体内外气体交换的场所，肺通过呼吸运动，吸入自然界的清气，呼出体内的浊气，实现体内外气体交换的功能。

宗气：由肺吸入的自然界清气与体内的水谷精微之气在肺中相结合而成。宗气是一身之气的重要组成部分，在机体生命活动中占有非常重要的地位，关系着一身之气的盛衰。

肺主通调水道：是指肺对体内水液输布、运行和排泄有疏通和调节作用。由于肺主气，气行则水行，肺气的宣发和肃降可将水液输布到全身，又因肺为华盖，在五脏六腑中位置最高，所以古人说"肺为水之上源"。肺失宣发可导致无汗或汗出过多，肺失肃降可导致身体水肿、少尿等，这都是肺主通调水道功能失常的表现。

肺朝百脉：全身血脉汇聚于肺，肺又散百脉于周身，因此说肺朝百脉。肺朝百脉的生理功能对于心主血脉有重要意义——辅助心脏，对血液运行具有推动和调节作用。

肺又有"华盖""娇脏"之称，这说的是肺的生理特性。

肺为华盖：盖，即伞；华盖，原指古代帝王的车盖。肺位于胸腔，居五脏的最高位置，覆盖诸脏，故称肺为华盖。

肺为娇脏：肺不耐寒热，易受外邪侵袭，他脏之病也容易伤及肺脏。因其"娇嫩"之性，治疗肺脏疾病时多选用轻、凉、温、润的药物。但应具体情况具体分析，若遇病势危重，当用峻剂则用，不可拘泥于此。

4. 后天之本——脾

脾的生理功能包括脾主运化和脾主统血。

"饮入于胃，游溢精气，上输于脾，脾气散精，上归于肺，通调水道，下输膀胱，水精四布，五经并行。"这句话说的便是脾主运化的生理功能，"运"即转运输送，"化"即消化吸收。脾主运化的功能正常，则能将饮食水谷转化为身体所需的精微物质并输布全身。脾主运化的功能包括运化水谷和运化水湿。

运化水谷：水谷，泛指各种饮食物。脾能消化水谷、吸收转输精微并将精微转化为气血。脾主运化的生理功能失常，影响水谷的运化，则会出现腹胀、饮食减少、气血不足等症状。

运化水湿：又称运化水液，脾能促进水液在体内的转化和输布。如果脾运化水湿的功能失常，水液内停则易生痰饮或导致水肿等疾病。

此外脾还有统血的生理功能，"统"即控制、约束之意。脾具有统摄血液，使血液在经脉中运行而不溢于脉外的功能。脾统血的功能正常则血液运行正常，脾统血的功能失常则易见各种出血症状（以慢性出血、皮下出血、身体下部出血多见）。

5. 将军之官——肝

"司疏泄者，肝也。"指的是肝主疏泄的生理功能。肝主疏泄在人体生理活动中的主要作用是：调畅气机，调节精神情志，促进脾胃消化，调节性与生殖，促进血液与水液的运行输布。

调畅气机："凡脏腑十二经之气化，皆必藉肝胆之气化以鼓舞之，始能调畅而不病。"肝气疏通、气机调畅，对全身气机升降出入之间的平衡协调，起着重要的疏通调节作用，从而维持机体的正常生命活动。"气行则血行"，肝气舒畅，能促进血液运行；肝主疏泄，调畅三焦气机，"三焦者，决渎之官"，有利于水液的代谢。肝的疏泄功能正常，则气机调畅、气血和调、水液代谢正常，脏腑组织的活动也就正常协调。若疏泄功能失常，疏泄不及，气机郁滞，则见胁肋胀满、咽喉不利等；疏泄太过则见神昏气厥、肠鸣泄泻等。

调节精神情志：此处所说的情志是指喜、怒、忧、思、悲、恐、惊，又称为七情。肝气调畅，则可较好的协调精神情志活动，表现为精神愉悦、心情舒畅、气和志达、精力充沛等。肝的疏泄功能异常，则会出现情志异常，若肝气横逆，疏泄太过，则易见急躁、易怒、亢奋等；若肝气被郁，疏泄不及，则会出现情志抑郁、多愁善感等。

促进脾胃消化："木之性主于疏泄，食气入胃，全赖肝木之气以疏泄之，而水谷乃化。"肝主疏泄，协调脾胃气机的升降出入，并促进胆汁的分泌与排泄，以促进脾胃消化。若肝主疏泄的功能失常，肝气侵犯脾胃，则见脘腹胀、腹泻、消化不良、嗳气、呕吐、反酸等；肝气郁滞，胆汁分泌排泄障碍，则见厌食、胁痛，甚至黄疸等；若疏泄太过，胆汁分泌排泄过多，胆汁上溢，则见口苦、泛吐苦水等。

调节性与生殖：肝能调理冲任和精室，促进女子排卵和男子排精，肝主疏泄的功能正常，能促进性与生殖的调节。

此外，《灵枢》曰："肝藏血，血舍魂。"《素问》言："故人卧则血归于肝。"肝脏还具有贮藏血液、防止出血和调节血量的功能。

贮藏血液：肝内贮存一定的血液，既有濡养自身的作用，又有制约肝阳而维持肝内阴阳平衡的作用。

调节血量：《素问》曰："人卧则血归于肝，肝受血而能视，足受血而能步，掌受血而能握，指受血而能摄。"王冰注曰："肝藏血，心行之，人动则血运于诸经，人静则血归于肝。"肝能根据人体各个部分所需血量的不同进行血液供应，当机体所需血液减少时，肝能将多余的血液贮藏起来，当机体所需血液增加时，肝又能将所藏血液输出。

若肝藏血的功能失常,如肝血不足,机体失于濡养,则会出现视力减退、眼目干涩、肌肤干燥、爪甲不荣、筋脉挛急、肢体麻木等;肝血不足,不能制约肝阳,肝阳上亢,则见头痛、目眩、急躁易怒、头重脚轻等;肝的藏血功能减弱,则见各种出血症状。

6. 先天之本——肾

肾藏精:肾中所藏之精与生长、发育、生殖等密切相关,故又称肾为"封藏之本""精之处"。肾藏精的生理功能正常,肾精充足,则推动机体的生长发育,并能促进和维持生殖功能;若肾精不足,在儿童表现为发育迟缓,在成人表现为早衰、不孕不育、骨软、齿落、发须早白等。

> 肾中所藏之精包括先天之精与后天之精。
>
> **先天之精**:来源于父母,是构成胚胎的原始物质,即"人始生,先成精",先天之精具有繁殖后代的作用。
>
> **后天之精**:脾胃运化饮食水谷产生水谷之精,再将其传输到五脏六腑,使之成为脏腑之精,也即后天之精,后天之精有维持人体生命活动和促进人体生长发育的功能。

肾主水:肾有调节体内水液代谢的功能,主要表现在肾参与津液的代谢和尿液的生成、排泄。若肾虚不能主水,则百病丛生,如水液泛滥外溢肌肤则见尿少、水肿,或水湿困脾而酿生痰浊,或水从下出则见尿多，或水饮上犯心肺则见咳喘、心悸等。

肾主纳气：肺主气司呼吸的生理功能需要肾的协调。肾能摄纳肺所吸入的自然之气，使肺的呼吸顺畅、调匀。若肾气虚损，肾不纳气，则会出现气喘、呼多吸少、动则喘甚的表现。

7. 决断之官——胆

解剖学上，胆附于肝之短叶，与肝相连，是呈中空的囊状器官。中医认为胆既是六腑之一，也是奇恒之腑之一。胆字由两部分组成，一边是旦，另一边是肉字旁。"旦"字上面是太阳，下面是地平线，也就是阳气初升，刚刚超过地平面的状态。子时阳始生，午时阴始生，都是处于阴阳交接的时候，睡子午觉的重要性就在于此，如同能不能点燃一堆火，最开始的火花一定是最关键的。

胆主要功能为贮存和排泄胆汁。胆汁味苦，呈黄绿色，具有促进食物消化吸收的作用。胆汁由肝之精气所化，贮存于胆，故称胆为"中精之府""清净之府"。胆汁的排泄必须依赖于肝疏泄功能的调节和控制。肝的疏泄功能正常，则胆汁排泄畅达，脾胃运化功能健旺。如果肝气郁结，胆汁排泄不利，会影响脾胃的消化功能，易出现胸胁胀满、食欲不振或大便失调等；如果肝的疏泄太过，胆气则易上逆，胆气犯胃，则见口苦、呕吐黄绿苦水；若湿热蕴结肝胆，胆汁不循常道，外溢肌肤，则见黄疸；胆汁排泄不畅，日久则导致砂石淤积。

胆为"中正之官，决断出焉"，属于思维的范畴，指胆气与决断力有关。胆的这一功能对防御和消除某些精神刺激的不良影响，以维持和控制气血的正常运行，确保各脏腑之间的协调关系具有重要的作用。由于肝胆相互依附，互为表里，肝主谋虑，胆主决断，肝设计的方案要由胆去执行，一个出谋略，一个去执行。所以肝胆相互协调，共同调节着精神思维活动的正常进行。临床上常见胆气不足之人，多易惊善恐，遇事不决、拖延等。

"凡十一藏皆取决于胆"，指胆升发阳气，为十一脏注入阳气。胆注入阳气、使阳气有规律地输布的能力，又称为"少阳"，是表和里的枢纽。

临床中，胆被切掉的人最常出现的就是消化不良，表现为胃胀、腹泻、便秘。因为阳气升发受到阻碍，所以也总觉得气不够用，不能够解除疲劳。少阳为枢，胆被切除后协调能力就会下降，主决断的能力下降了，容易变得迟疑，对待事物变得畏畏缩缩，无法果断地做处理，整体执行力会变差。如果不是特别必要，一定不要去切除身体里的任何器官，每一个器官都是有用的，当你把它切除后，就相当于把身体某一功能减弱了，打破了之前的平衡，容易增加其他脏腑的负担。

8. 水谷之海——胃

解剖学上，胃位于膈下，上接食管，下通小肠。胃的上口为贲门，下口为幽门。胃又称胃脘，分为上、中、下三部分，即上脘、中脘、下脘。

受纳、腐熟水谷是胃的主要生理功能。受纳，指接受和容纳；腐熟，是指胃将饮食物进行初步消化变成食糜的过程。胃主受纳、腐熟水谷，是指胃能够容纳由食管下传的食物，并将食物进行初步消化，下传于小肠，故胃有"水谷之海""太仓"之称。胃的受纳、腐熟作用为脾的运化功能提供了物质基础。常把胃的功能概括为"胃气"。人体后天营养的来源与"胃气"的强弱有密切的关系，临床上常把"胃气"的强弱作为判断疾病轻重、预后的一个重要依据，治疗上注重"保胃气"。如若胃的受纳、腐熟功能失常，则胃脘胀痛、纳呆厌食、嗳气酸腐、消谷善饥等；胃气大伤，则饮食难进，预后较差，甚则胃气败绝，生命垂危，故有"人有胃气则生，无胃气则死"之说。

胃气以通畅下降为顺。饮食物入胃，经胃的腐熟后下传小肠进一步消化吸收，清者由脾转输，浊者下传大肠，也就是脾升清、胃降浊。清指的是清和薄的部分，向上蒸腾，形成了"气化"，浊也并不是坏的东西，而是指浓厚黏稠的东西，比较重所以就会往下走，最后化为糟粕排出体外，整个过程是靠胃气的"通降"作用来完成的。因此，胃主通降就是指胃能够将食糜下传小肠、大肠，并排出糟粕的过程。排出糟粕才能不断地去接纳新的食物。

胃失通降，不仅使食欲下降，还能因浊气上逆而发生口臭、或嗳气、呃逆，甚则出现恶心、呕吐等症状。

9. 受盛之官——小肠

解剖学上，小肠位于腹中，上端通过幽门与胃相接，下端通过阑门与大肠相连，为中空的管状器官，呈迂曲回环叠积的形状。

小肠主受盛化物。受盛是接受、容纳之意，把东西装在一个容器里。一是指小肠接受由胃初步消化的食物；二是经胃初步消化的食物，须在小肠内停留一段时间，以便进一步消化吸收。化物即消化、变化，是指小肠将初步消化的食糜，进一步消化吸收，将水谷化为精微。若小肠受盛化物的功能失调，则可见腹胀、腹痛，或为腹泻、便溏。

小肠主泌别清浊。泌，分泌；别，分别；清，指水谷精微；浊，指食物残渣。泌别清浊是指小肠将食糜分为清浊两部分的生理功能。小肠是身体内最主要的消化器官，胃是粗加工，小肠是精细加工、分门别类，把有用的东西吸收了，然后把没用的、粗糙的部分推给大肠。

小肠主液是指小肠把吸收后的水液送到膀胱，生成尿液。

小肠的生理功能正常，消化和二便也正常；若功能失调，化物失常会出现呕吐、腹胀等症状；泌别失调，会二便不分，出现便溏泄泻、小便短少等症状。

10. 传导之官——大肠

解剖学上，大肠位于腹腔，其上口通过阑门与小肠相连，下端与肛门相接，是一个管状器官，呈回环叠积之状。

大肠主传导。大肠接受小肠下传的食物残渣，并吸收其中多余的水分，使之形成粪便，经肛门排出体外，故称大肠为"传导之官"。大肠的传导变化作用，是胃的降浊功能的延伸，且与脾的升清、肺的宣降以及肾的气化功能密切相关。大肠传导失常，则可导致排便异常，如大肠湿热，气机阻滞，则见腹痛、腹泻、里急后重、下痢脓血；若大肠实热，则肠液干枯而便秘；若大肠虚寒，则水谷杂下，肠鸣泄泻。

大肠主津，皮肤是否干燥与大肠密切相关。肺主皮毛，大肠与肺相表里，若大肠没有把津给到肺，肺就会干燥。培土生金指的就是大肠对肺的滋养关系，即"地气上为云，天气下为雨"，如同天地之间的循环，大肠和肺也是如此，能量循环生生不息，变化出焉。

11. 州都之官——膀胱

解剖学上，膀胱位于下腹部，为中空的囊状器官，上有输尿管与肾相通，下通过尿道开口于前阴。

膀胱的主要功能是贮藏和排泄尿液。尿液为津液所化，肾与膀胱相表里，肾通过膀胱来施行自己的功能（肾的主要功能一个是泌尿，另一个是生殖）。膀胱之火由肾阳赋予，肾与膀胱位置最为相近，共同完成尿液的生成、贮存与排泄。尿液的形成依赖于肾的气化作用，下输于膀胱，经膀胱的开合，排出体外。肾和膀胱的气化功能失常，膀胱开合失司，则可见小便不利，如尿频、尿急、尿痛以及尿失禁等。

12. 决渎之官——三焦

三焦是上焦、中焦、下焦三焦的总称，为六腑之一。人体脏腑中三焦最大，有"孤腑"之称。从部位上来划分，膈肌以上为上焦，包括心肺；膈肌以下脐以上为中焦，包括脾胃、肝胆等；

脐以下为下焦，包括肾、大肠、膀胱。三焦与心包相表里，三焦相当于三块领土，由心包这钦差大臣来传达中央政策，参与每个领土的政策决断。

"三焦者，决渎之官，水道出焉"，管理的正是水液代谢。三焦是人体水液运行的道路，具有疏通水道、运行水液的作用。人体水液的代谢，虽有赖于各脏腑的共同作用来完成，但又必须以三焦水道的通畅为条件才能正常进行。若三焦水道不利，则肺、脾、肾等调节水液代谢的功能难以发挥，便会出现与水液代谢异常相关的疾病。

三焦为"元气之别使"，总司人体的气化活动。"焦"在古文字中是一种短尾巴的鸟，下面四点是火在烤。想象这样一个场景，中间是炙烤中的肉，下面是烤出来滋滋的油，上面是蒸腾的烟气，即"上焦如雾，中焦如沤，下焦如渎"。

> 元气是人体最根本、最重要的气，是生命活动的原动力。元气发源于肾，必须通过三焦输布全身，以发挥其激发、推动各脏腑组织器官功能活动的作用，从而维持人体生命活动的正常进行。

五脏六腑联合起来为人体提供了不竭动力，保证了人体的正常的功能，支撑人体的正常行为。你会发现以上内容既讲了解剖又讲了功能，还有脏腑之间相互联系，就是要告诉我们，学中医不要被实质性的解剖学所拘泥，更需要注重脏腑功能和彼此之间的联系。

第三节　十二官系统与情绪的关系

当今时代，人们心理健康、情绪认识方面显现出了相对的匮乏，出现了各种各样的心理问题以及情感障碍。人们迫切地需要提高认知来适应时代的发展，古代先贤几千年前早已洞察记录这一切。《黄帝内经》记录了十二官各有其所主的情绪与意志，人体内的十二经络分别对应十二官，当体内的经络受阻或遭到破坏时，便会表现出相应的负面情绪，从而展现出一系列的身心问题。我们可以通过了解自己的情绪类型，来对应查找出现瘀堵的脏腑系统；也可以通过身体脏腑的反应，来了解自己可能拥有的未被觉察的情绪积累。

一、心与小肠

心的正向能量主欢喜、喜欢，负面情绪主怨恨、仇恨，恨由心生。心的功能强健，人常欢喜，心经瘀滞不通，表现为生怨恨、仇恨心，容易想不开。又因为"心者，五脏六腑之大主也，精神之所舍也"，心在脏腑十二官中起主导作用。五脏六腑皆听令于心，受心神的调节，所以养生摄神，必先养心，心常清静则神安人安。

小肠的正向能量主怜悯，负面情绪主哀悯。怜悯之心人皆有之，但是怜悯过度变成哀悯，以及导致弱化自我。此时疏通小肠经，纠正偏颇，可以平和地对待一切哀伤之事。

二、肺与大肠

肺的正向能量主宣发,负面情绪主悲伤。肺经受阻,体现为悲伤的情绪,容易哭泣。

大肠的正向能量主传导、排出及放下,负面情绪主懊恼、放不下。大肠经受阻,体现为懊恼的情绪,容易对过去的事情懊恼不已、放不下。

三、脾与胃

脾的正向能量主思考,负面情绪主抱怨、委屈。五行当中,脾主土,能承载一切的好与坏。若脾的功能正常,可以接纳一切寒热温凉、酸苦甘辛。若脾经络受阻,就会对它的无私接纳产生抱怨、委屈。

胃正向能量主接受与收纳,负面情绪主焦虑、急躁。胃经受阻,体现为焦虑、急躁的情绪,语言、行为都容易急躁。

四、肾与膀胱

肾的正向能量主智慧,负面情绪主恐惧。肾精充沛,则此人聪慧,精力充沛。如果肾经受阻,体现为恐惧的情绪,容易遇事恐惧、恐慌。

膀胱的正向能量主积极、阳光,负面情绪主消沉、消极。膀胱经为足太阳经,若膀胱经受阻,人体阳气无法升腾、遍布全身,就像缺少太阳一样沉闷、消极和寒冷。

五、心包与三焦

心包正向能量主欢乐、愉快，负面情绪主压抑、封闭。心包经为臣使之官，喜乐出焉。若心包经受阻，心的快乐信号就无法传达，体现为压抑的情绪，就容易自我封闭，不愿敞开心扉，或是无界限地完全敞开心扉。

三焦正向能量主轻松、愉快；负面情绪主紧张。三焦经是人体内分泌系统的掌舵者，三焦经受阻，体现为紧张情绪瘀积，容易出现思维不灵活，以及内分泌问题。

六、肝与胆

肝的正向能量是主计谋、谋虑；负面情绪主愤怒、指责。肝经瘀堵的人，体现为愤怒情绪瘀积，容易发怒，好攻击指责，进而影响与他人的关系。肝经所及部位如两胁、乳腺容易疼痛。

胆正向能量是中正、决断，负面情绪主焦虑、优柔寡断。胆的功能强健，则此人决断力强、中正无私。若胆经受阻，体现为焦虑不安的情绪，经常优柔寡断、左右摇摆。

第四节　身心不二

生命存在的前提是形神合一，对于养生调摄而言，我们重在静以养神，动以养形。然而大多数人生活中的真实状态是如何呢？同时做着几件事，我们总是一边……一边……工作时脑子想着很多事，上课时一边听老师讲一边看着其他书籍，一边吃饭一边看电脑，一边学习一边听音乐，临睡前还没忘刷手机……这种形与神分离的状态，很多人都会有，并且是常态。如此神不静，形神不一，会带来恐惧、害怕，很难专注做好一件事。

在忙碌的生活中，每天都需要关照自己的身体和心灵，给自己留下专属时间，安静而不被打扰，放下手头所有的事情，包括通讯设备，调整舒适的姿势，尽量保证身体脊柱的直立状态，去感受自己的呼吸，感受自己的真实状态，可以静坐（具体方法见中篇），也可以听正念冥想的音乐，只关注当下的你，心不在过去，也不在未来。不管工作、生活有多忙碌，每天这部分独处的时间，和自己待在一起的时间十分重要。

生活中练习能安心做好一件事，从小事做起，比如能把用过的餐具清洗干净摆放好，收拾好自己的物品放回原来的位置，把地板擦干净，洗干净一件衣服晾晒好。这些可以说是每天都需要做的，看似很简单、很琐碎的事情，你是否能带着耐心去完成？认真地吃好一餐饭，耐心地陪伴家人，专心地读一本书……不要小看这些琐事，更不要以忙碌没时间去做为借口。你可以去尝试，从小事做起，让物归其位，环境干净整洁，身体是有记忆的，若我们能养成这样的习惯，带着心去生活、去感受，身体也能变得安稳，做事情的效率也会倍增，当各种能量汇聚起来，我们的心也会安静下来。很多时候，我们都是处在一个大脑不停运转的状态，想法不断冒出，而我们的身体却在那里一动不动，其后果如古人所说"半百而衰"，我们现在很多人是否沉浸在如此的状态之中？

中医养生有一条重要的法则"静以养神，动以养形"，心神易动，易被扰乱，我们时常说要有定力，即心能静下来，专注于当下，专注于自己。很多人把心留在了过去，也有很多人把心放在了未来，可心该在哪里？心就在当下，在此时此地，让你的身和心在一起，便会心安不惧。我们将在第五节讲述古时先贤如何认识修身养性，以保持身心健康的。

第五节　修身养心（性）哲学观

心神的特点是易动难静，容易受到外界环境的影响，而无法身心合一。中国传统文化中也有很多调养心神的论述，不论儒家、道家，还是医者都强调修身养性，养性即养心，在修炼的过程中都是要求进入定和静的境界。《黄帝内经》对此有很多论述，如"无为惧惧，无为欣欣，婉然从物""恬惔虚无，真气从之""心安不惧，病安从来""或与不争，与时变化"，描述了人"得道"的安静平和状态。下面我们阐述道家、儒家关于修身养性的认识。

一、道家——道法自然

道家思想，源自古代先贤对宇宙自然的观察与认识。两千多年来，道家思想对中华民族产生了深刻影响，由道家探索和创立的养生学说和养生方法已经成为世界文化的瑰宝。以下以主要以老庄为代表人物论述道家养生哲学。

1. 老子养生观："清静无为""不欲""去己"

（1）清静无为

人类效法自然之道，生育万物、化育万物，而不居功、不自恃、不占为己有，既是形而上的道的境界，又是形而下的宇宙世界的自然法则。"自"是天道的本体，"然"是规律和法则，自然合起来就是道运行的规律和法则。老子在此基础上提出著名的论断"无为"。《太上老君说常清静经》提到"人能常清静，天地悉皆归。夫人神好清，而心扰之；人心好静，而欲牵之。常能遣其欲，而心自静；澄其心，而神自清；自然六欲不生，三毒消灭。"

（2）不欲

欲者，不可得而强求之，或已得而贪得无厌。《老子·第三章》："不见可欲。"《老子·第四十五章》："不欲则静，清静为天下正。"《老子·第十九章》："少私寡欲。"谋名曰名欲，图财曰利欲，贪色曰色欲，皆身外之物，求无止境，或乱心，或犯刑，或伤身，此为养生者的第一大患。故当节之，当寡之，当去之，而不可放纵。欲者，心贪外物也。不为外物所惑，自能少私寡欲。

（3）去己

去己又称无我。老子对生死的看法是"飘风不终朝，骤雨不终日，孰为此者？天地。天地尚不能久，而况于人乎"（《老子·第二十三章》）。这句话的意思是，没有朝夕不停的风，也没有昼夜不止的雨，风雨都是天地所施。天地之物都有始终，况且人呢？以天地之始终喻人之生死，有生必有死，既不可免，也不可怕。反之，若终日为生，忡忡忧死，那就必然为患。"吾所以有大患，惟吾有身，苟吾无身，吾有何患"（《老子·第二十三章》），是以人生之患者莫过于死，求无患者，必先去己。何谓去己，不以生身为患耳。老子曰："以其不自生，故能长生。"此之谓也。

2. 庄子养生观："恬惔虚无""任乎自然"

庄子与老子齐名，世称"老庄"。其著述名《庄子》，书中详细论述了养生之法，后人多宗之，并将庄子的养生思想总括为"恬惔虚无""任乎自然"。庄子认为养生者，应虚无恬惔，才能与天德合；合天德者，当调悲乐，节喜怒，远好恶，心不忧乐为德之至。这种养生方式对人体的影响则是"平易恬惔，则忧患不能入，邪气不能袭，故其德全而神不亏"。而不是如今人们对于养生狭隘的认知，认为吃点什么、做些什么、进行什么形式才是养生。

（1）恬惔虚无

《庄子·刻意》谓："夫恬惔寂寞，虚无无为，此天地之平而道德之质也。故曰：圣人休休焉则平易矣，平易则恬惔矣。"前句讲天地之恬惔，后句论人之恬惔，以天道喻人道。庄子在本篇中，对"恬惔虚无"四字，抽出其中"惔"字与"虚"字做了单独的解释，"不与物交，惔之至也；无所于忤，虚之至也"。意思就是不争名利、不计地位、不分贵贱，因为争名夺利就已经是心为外物所困扰的表现。与世无争、不相违逆，才是真的虚。

（2）任乎自然

《庄子·齐物论》曰："天地与我并生，而万物与我为一。"人与自然界是不可分割的总体，人类不仅要做到尊重并爱护自己，同时还要努力做到尊重和保护自然界中一切形式的生命，即庄子所谓"氾爱万物"。万物顺应自然生、长、化、收、藏的变化规律，人也同此一理，做到与天地相参，与日月相应，顺乎自然，适应自然。自然的变化是有规律的，只要人们掌握了这些规律，认识自然，便可"甘其食，美其服""安其居，乐其俗"，逍遥自在地生活。庄子对待生死看法是："其生若浮，其死若休，不思虑，不豫谋"（《庄子·刻意》）。认为人生是梦，而死是"大觉"，万物皆顺自然的生、长、化、收、藏的变化规律，人也同此一理，是自然现象，既不可怕也无须悲伤，如同《至乐篇》记载庄子妻子死后，庄子在鼓盆而歌地庆祝。

二、儒家——智者乐，仁者寿

儒家思想最早由孔子创立，后经各代大儒的不断丰富发展总结，逐渐形成了影响中国二千多年的重要思想文化。儒家的主要核心思想是"仁"，"仁"字在《论语》一书中总共出现了109次，孔子学生樊吃向孔子请教什么是仁。孔子说"爱人"，爱别人就是"仁"。把"仁"当作做人的根本，反复调强："仁者爱人""泛爱众，而亲仁""夫仁者，己欲立而立人，己欲达而达人。"并说他自己"无终身之间违仁,造次必于是,颠沛必于是。"(《论语》)即一举一动都要符合仁的要求。孟子也把"仁"放在首要地位。他说:"天子不仁,不保四海;诸侯不仁,不保社稷;卿大夫不仁,不保宗庙;士庶人不仁,不保四体。"(《孟子·离娄上》)为什么"仁者寿"?因为"君子坦荡荡,小人常戚戚"。只有道德高尚的仁者,才能"己所不欲,勿施于人""己欲立而立人,己欲达而达人",从来不做损人利己的亏心事,心中自然就坦坦荡荡,无忧无虑。正如孔子所说的那样,"发愤忘食,乐以忘忧,不知老之将至"。而小人则总是"未得之也,患得之;既得之,患失之""患得患失""宠辱皆惊",其心必然"常戚戚"。这样的人能长寿吗?显然不能。

历代学者认为,儒家学说的内容可以用六个字概括"三纲领、八条目",三纲领即"明明德、亲民、止于至善",八条目指的是"格物、致知、诚意、正心、修身、齐家、治国、平天下"。格物致知就是通过研究掌握客观规律以获得正确的认识,"谓诚其意者,勿自欺也……此谓诚于中,形于外,故君子必慎其独也。曾子曰,十目所视,十手所指,其严乎!富润屋,德润身,心广体胖。故君子必诚其意。所谓修身在正其心者,心有所忿懥,则不得其正……有所忧患,则不得其正。心不在焉,视而不见,听而不闻,食而不知其味",皆为儒家修身养性之要点。

第二章

人体健康与自然的和谐之道

第一节　生于自然，本于自然

人体之气遵循"升降出入"的规律不断运行，生命存在的重要特征是气的正常运行。气是自然界重要的组成部分，人生于天地之中，与自然密不可分；不管你是否关注到，天地之气对人体的影响，它都会存在，并对你产生持续的影响。天地之气的变化，正如我们能感受到自然界的昼夜变化、四季的寒温交替。这些自然界气的变化，影响着人体。中医非常重要的观念——天人合一的整体观时刻指导我们的生活和调摄。天，即天地、自然。人生于自然，长于自然，人与自然的和谐统一至关重要，人体阴阳的变化要顺应自然界阴阳变化的规律，也正因为如此，才有了古人的"日出而作，日落而息"。明媚的阳光、清新的空气、干净清澈的水源、肥沃的土壤等自然因素与人体的健康息息相关。在快速发展的今天，我们更要关注自然环境，因为这些因素是人类赖以存在的物质基础，应保护自然，敬畏自然。

第二节　顺应四季，知常达变

一年之中四季的变化，主要是以太阳为主导的日月地球关联运动。《素问·四气调神大论》详细记载了一年四季中适应气候变化而调养形体和精神的方法。

一、春季

对于春季，"春三月，此谓发陈。天地俱生，万物以荣，夜卧早起，广步于庭，被发缓形，以使志生；生而勿杀，予而勿夺，赏而勿罚，此春气之应，养生之道也。逆之则伤肝，夏为寒变，奉长者少。"

春三月，指的是农历正月、二月与三月。谓之发陈，意思是说春季是推陈出新，生命萌发的时令。天地自然，都富有生气，万物欣欣向荣。此时人们应该晚点睡觉，早点起床，披散开头发，解开衣带，使形体舒缓，放宽步子，在庭院中散步，使精神愉快，胸怀开畅；不要滥行杀伐，多施与，少敛夺，多奖励，少惩罚，这是适应春季时令的养生方法。如果违逆了春生之气，则易损伤肝脏，使提供给夏长之气的条件不足，到夏季就易发生寒性病变。

在春天，你可以走入大自然去踏青，感受春天之气，感受自然界阳气自地下的生发，感受春天的绿色、向上生长升发的力量。肝脏对应春天，要让肝脏如春天的生长升发之气一致，保证肝的正常疏泄功能。春季的踏青，让人体和自然融为一体，也有利于人体阳气的生发。

春季的节气：立春、雨水、惊蛰、春分、清明、谷雨。

（1）立春

宜吃辛甘之品，以助阳气升发，如葱白、豆豉、苏叶、生姜。立春三候（以5日为一候，每个节气各三候）如下。

初候东风解冻：暖风至，万物解冻。

二候蛰虫始振：冬眠的动物开始苏醒。

三候鱼负冰：河水开始解冻，鱼向水面游动，未完全融化的冰块在水上漂浮，就好像是被鱼背负着一般。

（2）雨水

冰雪融化，降雨逐渐增多，寒湿之邪易侵人体。养生宜注重固护脾胃，健脾祛湿，少吃生冷、油腻的食物，多吃甘淡之品，如莴苣、菠菜、荸荠、陈皮。雨水三候如下。

初候獭祭鱼：水獭开始捕鱼。

二候鸿雁来：大雁从南方飞回北方。

三候草木萌动：万物复苏，草木开始生长。

（3）惊蛰

阳气大动，惊动蛰虫；人体阳气也容易受到感召，升发更加明显，肝阳之气渐升，饮食宜顺应肝之性，可食用竹笋、芹菜、猪肝、萝卜等。惊蛰三候如下。

初候桃始华：桃花盛开。

二候仓庚鸣：黄鹂开始鸣叫。

三候鹰化为鸠：鹰蛰伏少见，而鸠（布谷）开始出现。

（4）春分

春分又称"日夜分"。"春分者，阴阳相半也，故昼夜均而寒暑平。"春分时，阴阳相均，昼夜平分，不冷不热。自此阳气渐盛，阴气渐衰，昼渐长夜渐短，天气转暖。自然界阴阳相等，养生应"以平为期"，宜保持心态平和，饮食宜寒热均衡，可食用荠菜、茵陈蒿、玫瑰花等。春分三候如下。

初候玄鸟至：燕子归来，燕子是春来秋去的候鸟。

二候雷乃发声：春雷轰鸣。

三候始电：开始有闪电出现。

（5）清明

春分之后，阳盛于阴，阳长阴消，人体内肝气相应旺盛，养生宜养肝、柔肝，宜食茼蒿、艾草、牡蛎肉等。清明三候如下。

初候桐始华：桐花开始绽放。

二候田鼠化为鴽：田鼠少见，而鹌鹑类的小鸟多见。

三候虹始见：下雨增多，易见彩虹。

（6）谷雨

雨水较多，湿气较盛，应避免湿邪困脾，宜食用香椿、蒜苔、竹笋等。谷雨三候如下。

初候萍始生：浮萍开始生长。

二候鸣鸠拂其羽：布谷鸟拂动其羽毛。

三候戴降于桑：戴胜鸟在桑林间出没。

二、夏季

对于夏季，"夏三月，此谓蕃秀。天地气交，万物华实，夜卧早起，无厌于日，使志勿怒，使华英成秀，使气得泄，若所爱在外，此夏气之应，养长之道也；逆之则伤心，秋为痎疟，奉收者少，冬至重病。"

夏三月，指的是农历的四月、五月、六月。谓之蕃秀，意思是说夏季是自然界万物繁茂秀美的季节。此时天气下降，地气上腾，天地之气相交，植物开花结实，长势旺盛。人们应该晚睡早起，不要厌恶较长的白日；在情志上应保持愉快，不要发怒，要适应夏气，使气机宣畅，通泄自如，精神外向，对外界事物有浓厚的兴趣。如果违逆了夏长之气，易损伤心脏，身体对秋季收敛之气的适应能力也会减弱。

夏季的节气：立夏、小满、芒种、夏至、小暑、大暑。

（1）立夏

天气转暖，宜养心补神，可食用燕麦、龙眼肉、红豆等。立夏三候如下。

初候蝼蝈鸣：蝼蝈开始鸣叫。

二候蚯蚓出：冬眠的蚯蚓开始出土活动。

三候王瓜生：王瓜逐渐成熟。

（2）小满

天气由暖转热，雨水增多，饮食宜清淡，可食用黄瓜、空心菜、苦菜、穿心莲。小满三候如下。

初候苦菜秀：苦菜开花。

二候靡草死：蔓草干枯。

三候麦秋至：麦子成熟。

（3）芒种

气温持续升高，心火易亢，容易烦躁，宜宁心静神，保持心情舒畅，饮食宜清淡，可食用豆角、苋菜、莲子等。芒种三候如下。

初候螳螂生：螳螂开始出现。

二候䴗始鸣：伯劳鸟开始鸣叫。

三候反舌无声：反舌鸟停止鸣叫。

（4）夏至

夏至是一年中阳气最盛的时候，此后，阳气渐衰，阴气渐盛。受外界影响，人体阳气浮越于外，而体内阳气易虚，应注意保护阳气，宜食用清淡之品，如扁豆、马齿菜等。夏至三候如下。

初候鹿角解：可以开始割鹿角了。

二候蝉始鸣：蝉鸣渐多。

三候半夏生：五月半夏出苗。

（5）小暑

天气炎热，人容易烦躁，应静心除烦，饮食应清淡，宜吃清热解暑之品，如苦瓜、西红柿、金银花等。小暑三候如下。

初候温风至：气温较高，不再有凉风。

二候蟋蟀居壁：蟋蟀躲藏在墙角阴凉之处。

三候鹰始鸷：鹰开始在高空中活动。

（6）大暑

暑热盛极，易扰心神，当静心安神，暑热易伤津耗气，宜多食清热生津之品，如冬瓜、丝瓜、荷叶等。大暑三候如下。

初候腐草为萤：夜晚能在腐败的草堆上见到萤火虫。

二候土润溽暑：土地高温潮湿。

三候大雨时行：时常出现高强度降雨。

三、秋季

对于秋季，"秋三月，此谓容平。天气以急，地气以明，早卧早起，与鸡俱兴，使志安宁，以缓秋刑，收敛神气，使秋气平，无外其志，使肺气清，此秋气之应，养收之道也；逆之则伤肺，冬为飧泄，奉藏者少。"

秋三月，指的是农历的七月、八月、九月。谓之容平，意思是说，秋季自然界景象因万物成熟而平定收敛。此时天高风急，地气清肃，人应该早睡早起，同鸡的活动时间相仿，以保持神志安宁，减缓秋季肃杀之气对人体的影响；收敛神气，以适应秋季容平的特征，不使神思外驰，以保持肺气的清肃功能，这就是适应秋令特点而保养人体收敛之气的方法。如果违逆了秋收之气，易伤及肺脏，使提供给冬藏之气的条件不足，冬天就易发生泄泻。

秋季的节气：立秋，处暑，白露，秋分，寒露，霜降。

（1）立秋

早晚气候转凉，白天仍炎热，且气候逐渐干燥，应养阴润燥，宜食滋阴清热之品，如茄子、芝麻、蜂蜜、百合、梨等。立秋三候如下。

初候凉风至：开始有凉风。

二候白露降：清晨会有雾气。

三候寒蝉鸣：寒蝉开始鸣叫。

（2）处暑

炎热的天气到此结束，天气转凉多燥，宜减少冷食和寒凉水果的摄入，多食养阴清肺之品，如菱角、银耳、沙参等。处暑三候如下。

初候鹰乃祭鸟：鹰开始猎杀诸鸟。

二候天地始肃：草木开始凋零。

三候禾乃登：农作物成熟。

（3）白露

天气转凉，秋燥日渐明显，宜润肺养肺，可食用南瓜、莲藕、川贝、杏仁等。白露三候如下。

初候鸿雁来：鸿雁南飞。

二候玄鸟归：燕子开始南迁。

三候群鸟养羞：群鸟开始准备食物过冬。

（4）秋分

秋分时阴阳各半，昼夜时长相等。自此，阴气渐盛，阳气渐衰，夜晚时间逐渐增多，天气转凉。秋分三候如下。

初候雷始收声：雷声出现的次数渐少，逐渐消失。

二候蛰虫坯户：动物藏入洞穴，准备过冬。

三候水始涸：河流逐渐干涸。

（5）寒露

气温下降明显，气候由凉转冷，"寒从脚起"，应注意脚部保暖，饮食宜甘淡温润，如芋头、山药等。寒露三候如下。

初候鸿雁来宾：大雁来到客居之处。

二候雀入大水为蛤：雀鸟少见，而海边蛤蜊多见。

三候菊有黄华：菊花绽放。

（6）霜降

秋天最后一个节气，即将入冬，天气寒冷，宜注意膝部保暖，补肺气，助脾运，多吃健脾、养阴、润燥的食物，如白果、芡实等。霜降三候如下。

初候豺乃祭兽：豺、狼等动物为准备过冬会大量猎杀动物，但并不急于吃掉所捕获的动物，而是将之铺设在地。

二候草木黄落：草木树叶枯黄。

三候蛰虫咸俯：虫子开始蛰伏，进入冬眠状态。

四、冬季

对于冬季，"冬三月，此谓闭藏。水冰地坼，勿扰乎阳，早卧晚起，必待日光，使志若伏若匿，若有私意，若已有得，去寒就温，无泄皮肤，使气亟夺。此冬气之应，养藏之道也；逆之则伤肾，春为痿厥，奉生者少。"

冬三月，指的是农历的十月、十一月和十二月。谓之闭藏，意思是说，冬季是生机潜伏，万物蛰藏的时令。当此时节，水寒成冰，大地龟裂，人应该早睡晚起，等到阳光照耀时起床才好；不要轻易地扰动阳气，要使神志深藏于内；安静自若，好像保藏自己的秘密一样，严守而不外泄，又像已得到渴望得到的东西一样，密藏起来；要守避寒冷，求取温暖，不要使皮肤开泄而令阳气不断地损失，这是适应冬季的气候而保养人体闭藏功能的方法。违逆了冬令闭藏之气，就易损伤肾脏，使提供给春生之气的条件不足，春天就易发生手足萎弱无力而不温，甚至易发生中风。

冬季的节气：立冬、小雪、大雪、冬至、小寒、大寒。

（1）立冬

立冬养生宜顺应自然界闭藏的规律，以敛阴护阳为主，宜食滋阴潜阳之品，如栗子、核桃、牡蛎、桑椹等。立冬三候如下。

初候水始冰：河水开始结冰。

二候地始冻：土地开始冻结。

三候雉入大水为蜃：野鸡之类的鸟少见，而海边多见大蛤。

（2）小雪

天气逐渐寒冷，注意防寒，宜固护肾气，滋补肾精，宜食温补益肾之品，如黑豆、黑芝麻、黑米、益智仁等。小雪三候如下。

初候虹藏不见：难见彩虹。

二候天气上升地气下降：阳气上升，阴气下降，阴阳不交，天地不通，万物凋零。

三候闭塞而成冬：阴阳不交，天地不通，万物闭藏。

（3）大雪

气候越发寒冷，即将进入隆冬，宜多食温润之品，可多吃羊肉、牛肉、海参等。大雪三候如下。

一候鹖鴠不鸣：鹖鴠不再鸣叫。

二候虎始交：到了老虎交配的时节。

三候荔挺出：马蔺草开始生长。

（4）冬至

此时阴极盛而阳初生，宜根据自身情况进补。冬至三候如下。

初候蚯蚓结：因天气寒冷，藏在地下的蚯蚓缩成一团，如打结一般。

二候麋角解：麋鹿角开始蜕皮。

三候水泉动：因阳气渐复，三候时人们可以见到井水开始冒热气。

（5）小寒

冬至后，阳气渐复，阴气渐衰，阴气仍多于阳气，故天气寒冷。宜多食用温热食物以补身御寒，可食糯米、韭菜、南瓜、栗子、核桃仁等。小寒三候如下。

初候雁北乡：大雁北迁。

二候鹊始巢：喜鹊开始筑巢。

三候雉始鸲：雉开始鸣叫。

（6）大寒

大寒时应遵循潜阳补阴的饮食原则，宜食温热食物，避免燥热的食物，可食韭黄、牛肉、芥菜、甲鱼等。大寒三候如下。

初候鸡乳：母鸡开始孵化小鸡。

二候征鸟厉疾：猛禽异常凶猛。

三候水泽腹坚：水域结冰。

第三节　自然之气对身体的影响

自然界的气有六种，风、寒、暑、湿、燥、火，不同季节存在不同的自然之气。在正常气候条件下，自然界的六气不会成为致病因素；当自然界的气在异常情况下，超过人体承受范围，可成为致病因素，中医称为六淫，淫为太过的意思，六淫之气可伤及人体不同的脏腑。那么，只要有六淫之气就会生病吗，并不是的，因为"正气存内，邪不可干"，是否致病也取决于人体正气的盛衰。例如春季多风，体弱的老人受风后容易头痛，身强体壮的年轻人则不会有感觉。

一、风邪

风是春季主气。使人生病的风气为风邪，具有轻扬开泄、善动不居的特性。风邪从皮毛腠理侵犯人体，这是外感病中致病最广泛、也是重要的致病因素。风为百病之长，意思是风是人体致病中最重要的因素。"春伤于风，夏生飧泄"，春季受风，风邪会潜伏在人体中，在夏季形成找不到原因的腹泻。《黄帝内经》中提到"伤于风者，上先受之。"风邪经常侵犯人体上部，表现为汗出、怕风、头痛、鼻塞、咽痒、咳嗽等症状；疾病还会表现为发病迅速、游走不定，也就是"善动不居"，如游走不定的疼痛。"风性主动"，故临床把类似于晃动不安的症状归因为风邪致病。

二、寒邪

寒为冬季的主气。自然界中具有寒冷、凝结特点的病邪叫寒邪。在冬季如果不注意防寒保暖，就容易感受寒邪。另外夏季如果涉水淋雨、过食寒凉等也会感受寒邪。寒邪伤于肌表称为"伤寒"，中于脏腑称为"中寒"。寒为阴邪，易伤阳气，具体表现为手脚冰冷、怕冷、腹泻、精神萎靡等症状。寒性凝滞，寒邪侵犯人体常表现为疼痛，《黄帝内经》中提到"痛者，寒气多也，有寒故痛也"。寒性收引，即收缩牵引之意，天气一冷，人就喜欢缩成一团儿。寒邪侵犯人体则会表现为筋脉拘挛，关节屈伸不利，温暖后缓解等特性。

三、湿邪

夏秋之交称为长夏，是一年中湿气最重的季节。自然界中具有水湿重着、黏滞、向下特点的外邪称为湿邪。湿邪常影响脾胃功能，表现为消化不良、大便黏腻不爽、小便短少、水肿、肥胖等。湿为阴邪，易阻滞气机，损伤阳气。湿邪侵犯人体后停留于脏腑，容易困阻气机，产生胸闷、脘腹痞满、小便不畅、大便黏腻等症状。湿性重浊，湿邪侵袭人体易产生周身困重、四肢倦怠、头重、关节疼痛等症状。根据具体部位，湿邪侵袭人体反应在上部则眼屎较多；反应在下部，则有小便浑浊不清、大便泄泻；反应在肌表则为湿疹等。湿性趋下，易袭阴位，水肿多发于下肢，也就是《黄帝内经》中讲的"伤于湿者，下先受之"。

四、燥邪

燥是秋天的主气，秋天气候干燥，空气中水分缺乏，自然界呈现一片肃杀的景象。大自然中具有干燥、收敛、清肃特点的外邪称为燥邪。燥性干涩，易伤津液。燥邪侵犯人体，最容易损伤津液，引起干燥症状如口干唇燥、皮肤干燥甚至破裂，毛发干枯，小便短少，大便干结等。燥邪自口鼻而入，最容易伤肺，出现干咳少痰、痰黏难咳，甚至喘息胸痛。

五、热邪

热为夏季的主气。自然界中具有火的炎热特点的外邪称为热邪。热为阳邪，易伤津耗气。热邪伤人表现为高热、面赤、脉洪数等症状。热邪一方面消耗阴津，另一方面迫使津液外泄，表现为口渴喜饮、咽干舌燥、小便短赤、大便秘结等伤津耗神的症状。热性炎上，热邪侵袭人体表现为人体上部，可见头痛、耳鸣、咽喉肿痛、口唇糜烂等症状。热邪易生风、动血。热邪侵犯人体表现为高热、四肢抽搐、两目上视、角弓反张等，还会引起各种出血症状。热邪扰动心神，轻者心烦失眠，重者狂躁不安，神昏谵语等。热邪侵犯人体，聚于局部，腐蚀血肉而发为疮痈。

六、暑邪

夏至后，立秋前，自然界中的火热外邪，称为暑邪。暑热具有明显的季节性。暑为阳邪，其性炎热。暑邪侵犯人体表现为一派热象，高热、面赤、心烦、脉洪大。暑性升散，最易伤津耗气，临床表现为口渴、尿赤、短少，还可见到气短乏力，突然昏倒，不省人事。暑多夹湿，除发热外，还可见口渴喜饮。

不同地域气候不同，地理环境不同，饮食也各具特色，因此不同地域的人们容易感受不同的邪气，患不同的疾病，正如《黄帝内经·异法方宜论》讲到的我国东、西、南、北、中五方的差异，因此有了中医不同的治疗方法。

第四节　五运六气不可不知

《医宗金鉴》讲"不知运气而为医，欲其无失者鲜矣"，意思是说，如果不知道五运六气，就给人治病，就易出现差错。那什么是五运六气呢？每年的四季气候有当年的特殊性，气候的特殊性，我们可以感受到，比如春季该暖不暖，冬季该寒不寒，春季风过大等，这些气候的特殊性对人体健康存在一定的影响，在一定条件下也可能成为致病的因素。中医的五运六气学说是研究一年气候变化的规律对人体的影响。每个人出生在不同时间，禀受不同时空不同的"气"，"气"便对我们身体产生了不同的影响，形成体质的禀赋特征，也就是每个人体质的先天差异，这种先天差异便是你的特质，还影响着后天易患的疾病。

疾病的发生，既有外在原因又有内在原因，"正气存内，邪不可干"，这能解释为什么同样的环境，有的人很少生病，有的人疾病不断。我们也会发现，有一些季节性"流行病"，也就是某年的同一段时间有一批人得同样的病，过段时间就不再流行了，以及有的人只会在某个季节发病等，这些与四季气候密切相关的疾病，便是五运六气的影响。这也解释了不同的人有不同的先天禀赋、体质特点和偏性，在不同的时节气候下，分别偏向于自己的易感六淫，更容易发生对应疾病。

中篇

中医调养治病之法

「正气存内,邪不可干。」

——《素问·遗篇》

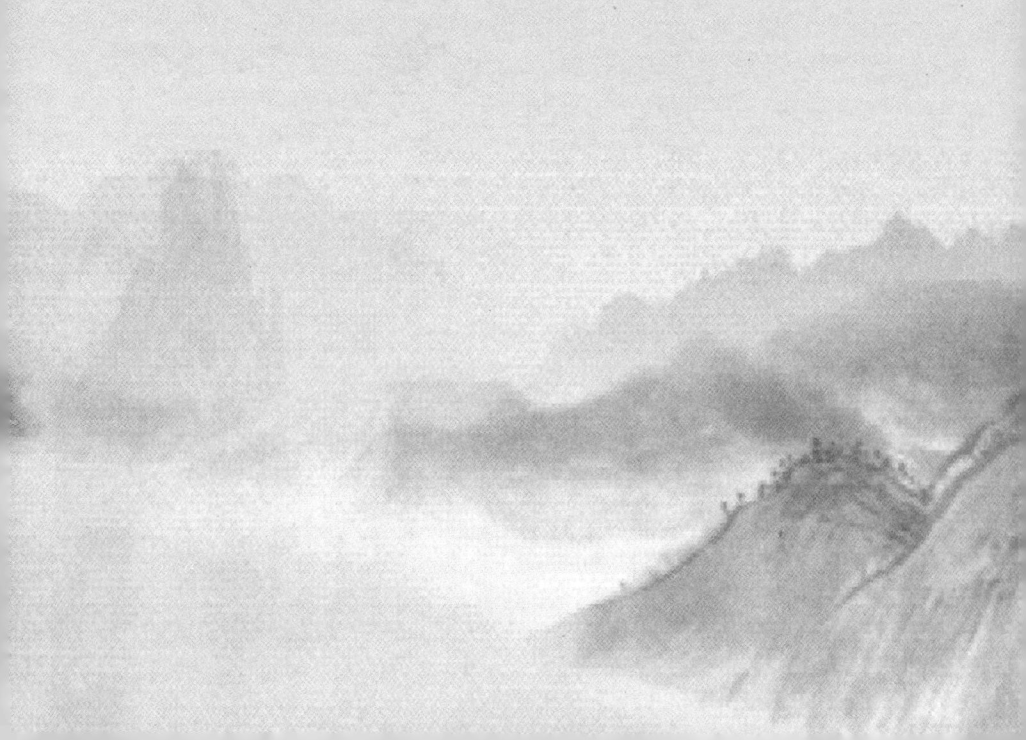

第三章

认识人体的正气和外在邪气

"阴平阳秘,精神乃治,阴阳离决,精神乃绝。""邪之所凑,其气必虚。"中医认为,人之所以会生病,是因为体内的阴阳平衡被破坏了,或是"正气"不足,或是"邪气"侵犯,都会破坏这种平衡。人体的正气就像是抵御外邪的一个屏障。正气强则不容易得病,即便得病也易于康复;而正气弱难以抵御外邪,则易于感受邪气,患病后恢复较慢。如中医常说的"正气存内,邪不可干"。正气就像是人体内的勇士,当外邪来入侵,奋起和外邪斗争的正能量。

第一节　认识人体的正气

一、正气的概念与作用

正气,是中医学的特定术语,是与邪气相对而言的。具体是指,人体防御外界致病因素的能力以及调节阴阳平衡的能力。正气的强弱主要与脏腑功能、精气血津液等物质有关。

正气的作用主要体现在四个方面:一是抵御外邪的侵袭,防止疾病的发生；二是祛除病邪；三是维持身体功能的协调；四是影响发病的证型。若是正气强则不容易得病，即便得病也易于康复；而正气弱则难以抵御外邪，且易于感受邪气，患病后恢复较慢。

二、正气的来源与分类

精、气、血、津液是产生正气的物质基础，只有当人体的精、气、血、津液充沛，正气才能充盛，正气的功能才能正常。气是人体内活力很强、运行不息的极精微物质，是构成人体和维持人体生命活动的基本物质之一。气运行不息，推动和调控着人体内的新陈代谢，维系着人体的生命进程。因来源、分布、功能各不相同，气又有元气、宗气、营气、卫气、脏腑之气以及经络之气等不同的称呼。

元气又称为真气，是人体生命活动的原动力。元气的产生与肾、脾两脏关系密切，由肾中所藏的先天之精所化生，并依赖后天水谷之精的滋养。元气的主要功能是推动人体的生长、发育和生殖，激发人体组织器官的正常生理活动，是维持生命的最基本物质。人体元气充沛，脏腑功能旺盛，身体则健康；若先天禀赋不足，或久病、大病后损伤元气，致使元气虚衰，则会出现发育迟缓（如小儿五迟、五软）、生殖功能障碍及未老先衰等。

宗气是由肺吸入的自然界清气以及由脾胃化生的水谷精气结合而成，积聚于胸中。《灵枢·五味》言："其大气之博而不行者，积于胸中，名曰气海。"因而宗气在胸中积聚之处，又被称作"气海"。《灵枢·邪客》曰："宗气积于胸中，出于喉咙，以贯心脉行呼吸焉。"指出宗气的主要功能一方面是助心行血,另一方面是助肺呼吸。宗气虚则会出现呼吸短促微弱、血脉瘀滞不行等。

营气是行于脉中而具有营养作用的气,是由脾胃运化的水谷精微所化生。《灵枢·营卫生会》言:"营出于中焦。"营气的主要功能有两方面,一方面是内营养五脏六腑,外营养四肢百骸,如《素问·痹论》谓:"营者,水谷之精气也,和调于五藏,洒陈于六腑,乃能入于脉也,故循脉上下贯五脏络六腑也。"另一方面是化生血液,《灵枢·邪客》云:"营气者,泌其津液,注之于脉,化以为血,以荣闰末,内注五脏六腑。"若营气亏少,则血液亏虚,周身失于濡养。

卫气是行于脉外具有保卫作用的气,是由脾胃所运化的水谷精微中剽悍滑利的部分所化生,与营气相对,属于阳,又称"卫阳"。《灵枢·营卫生会》言:"人受气于谷,谷入于胃……其清者为营,浊者为卫,营在脉中,卫在脉外,营周不休。"卫气的主要功能如《灵枢·本藏》所言:"卫气者,所以温分肉,充皮肤,肥腠理,司开阖者也。"具体解释为抗御外邪、保卫机体、温煦脏腑和腠理、司腠理开合、调节汗液排泄以及调节人体体温的作用。卫气对于抵抗外来邪气,促进脏腑发挥正常的生理功能起到了积极的作用。若卫气虚弱可见恶寒发热、汗出异常、瘖麻异常等。

脏腑之气实际上是指脏腑的功能活动,比如心火主降、肾水上济、肝主升发、肺主呼吸、脾气主升、胃气主降等正常的生理功能。

综上,气的生理功能主要有推动作用、气化作用、营养作用、温煦作用、固摄作用以及防御作用。而正气主要体现了气的防御作用，正气强弱是人体发病与否的关键因素，也是疾病治疗、转归与痊愈的主要影响因素。

三、正气强弱的影响因素

正气强弱和许多因素有关，比如体质强弱、饮食起居、居住环境以及精神状态等。

人体是一个统一的整体，气的盛衰、气血的状态、脏腑的功能、经络的通畅会影响人体正气的盛衰，日常的饮食、运动、休息也能影响人体正气的盛衰。健康的饮食、适量的运动、愉快的心情、良好的睡眠都可促进人体的正气；而长期不健康的饮食习惯、熬夜、长期不良的情绪状态都能损伤人体的正气。

人与自然是一个统一的整体。外界环境影响着人体正气的盛衰，适宜的居住环境和正常的气候变化对人体正气有促进作用，而阴暗潮湿的环境、反常的气候变化则会损害人体正气。

中医在对疾病的认识中聚焦人体的正气，重视人体正气的盛衰。在治疗疾病时，利用药物的偏性来纠正人体的偏性，扶正以祛邪。因此保护、扶助自身正气至关重要。

第二节 认识疾病的原因

病因，简而言之就是疾病发生的原因。中医认为疾病发生的原因包括发病学说和致病因素学说两方面。

一、发病学说

发病学说认为人体内外环境存在既对立又统一的关系，只有当二者处于协调平衡的状态下，才能维持正常的生理功能。一旦这种协调平衡遭到破坏，就会导致疾病的产生。所以疾病的发生包括内因和外因两个因素。

内因是人体的正气，外因指的邪气，即各种致病因素。

在正常情况下，如果人体的正气强盛，则邪气不容易入侵，即使有邪气入侵，正气也能驱邪外出而不会导致疾病的发生。正如《黄帝内经》中所言"虚邪之风，与其身形，两虚相得，乃客其形""邪之所凑，其气必虚"。一旦人体正气虚弱，邪气则会乘虚而入，导致脏腑气血功能失调，从而导致疾病的发生。

中医学对于疾病的发生，不仅看到外在的致病因素，更强调内因与外因两者之间的相互较量，尤其重视内因的主导作用。当然，在一些特殊情况下，外因也可以成为发病的主要原因，比如疫气致病，但正气强弱不同的人感受同样的疫气，其病情严重程度、病情转归及预后也有差别。

二、致病因素学说

中医病因学将致病因素分为三种：外因、内因和不内外因。

《黄帝内经》中记载："夫邪之生也，或生于阴，或生于阳。其生于阳者，得之风雨寒暑；其生于阴者，得之饮食居处，阴阳喜怒。"这里的邪便是指致病因素，主要是指风、雨、寒、暑的失常和饮食、起居、喜怒的不节。

张仲景在《金匮要略》中将致病因素进一步归纳:"千般疢难,不越三条,一者经络受邪入脏腑,为内所因也;二者四肢九窍,血脉相传,壅塞不通,为外皮肤所中也;三者房室金刃虫兽所伤,以此详之,病由都尽。"他以经络、脏腑分内外,认为由经络入脏腑的,为深为内;从皮肤至血脉的,为浅为外;房室、金刃、虫兽所伤,不是外邪所致,则属于不内外因。

宋代陈无择以天人表里立论,以六淫邪气所感,病从外来的为外因;五脏情志所伤,病从内生的为内因;饮食、房室、跌仆、金刃所伤,与六淫邪气、五脏情志无关的,为不内外因。

本节所谈的病因仍以外因、内因、不内外因为主。

外因是指感受外在邪气所致疾病,外邪包括六淫和疠气。六淫即风、寒、暑、湿、燥、火六种外感邪气的总称。淫者,过也。风、寒、暑、湿、燥、火本是自然界六种气候变化,称为六气。一旦人体正气虚弱,抵抗力差,六气可变成致病因素,导致人体发生疾病。这种使人致病的"六气",称为"六淫"。疠气即疫疠之气,是一类具有强烈传染性的病邪。

内因是指内生七情所致疾病。七情,是指人的喜、怒、忧、思、悲、恐、惊七种情志变化。各种情志太过会伤及对应五脏,具体而言,怒伤肝,喜伤心,思伤脾,悲伤肺,恐伤肾。

不内外因是指除外因、内因以外导致的疾病的其他原因,包括饮食劳倦、跌仆金刃及虫兽所伤等。

在疾病发展过程中,原因和结果常是相互作用的。在疾病的某一病理阶段被认为是结果的，而在另一阶段则可成为新的致病因素，即病理产物可成为病因，又称继发性病因，如气滞、痰浊、水湿、瘀血、结石等既是脏腑功能失调产生的结果，又可成为致病因素诱发他病。

因此，掌握疾病的发病及致病因素，对于判断疾病的性质、确定治疗方法是必不可少的。

第三节　说说外来的邪气

外来的邪气包括六淫和疠气。其中六淫是指自然界产生的邪气，即外感致病因素，是指风、寒、暑、湿、燥、火（热）六种异常的气候。"风寒暑湿"本是自然气候现象，在四季则为其主气，但物无美恶，过则为灾，一旦六气淫盛，则会对人体造成伤害，即为邪气。

另外还有一种邪气叫疠气，即疫疠之气，是一类具有强烈传染性的病邪。古称疫气、疫毒、戾气、乖戾之气等。明代著名医家吴有性在《温疫论·杂气论》中称其为"杂气"。因此，疠气是一种具有强烈传染性和流行性的一类病邪。其致病特点如下。

发病急骤，病情危重。"缓者朝发夕死，重者顷刻而亡。"疠气多属热毒之邪，其性暴戾，伤人致病具有发病急骤、来势凶猛、变化多端、病情险恶的特点。

传染性强，易于流行。疠气致病，传染性强，可通过空气、食物等多种途径在人群中传播。当处在疠气流行的地域时，无论

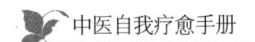

男女老少，体质强弱，凡触之者，多可发病。疠气致病，既可大面积流行，也可散在发生。

一气一病，症状相似。不同疠气致病，具有一定的特异性，每一种疠气所致疫病，均有各自的临床特点和传变规律，因此患同一疫病的人群，大都症状相似。

第四节　正邪相争之战争

疾病的发生与正气、邪气相关，正邪相搏与疾病的发生、发展密切相关——正气不足是疾病发生的内部因素；邪气是发病的重要条件；邪正斗争的胜负决定是否发病。

正气关系到脏腑组织的生理功能和机体抵抗疾病的能力，邪气是指各种致病因素。疾病的发生，是正气与邪气在相互斗争中，邪气处于暂时的优势，导致人体某些方面功能障碍或失调的结果。因此正邪相争是指在疾病发展过程中，机体抗病能力与致病因素之间的斗争。邪气侵犯人体后，正气与邪气即相互发生作用，一方面是邪气对机体的正气起着损害作用；另一方面是正气对邪气的抵抗、祛除以及正气的康复作用。正邪斗争的胜负，不仅关系着疾病的发生，而且影响着疾病的发展与转归。从一定意义来看，疾病的发展过程就是正邪的斗争过程。

一、正邪相争与虚实变化

正邪相争在疾病的发展过程中表现为两个方面：正胜邪负和

邪胜正负。正胜邪负意味着机体正气旺盛而不至于发病，邪胜正负意味着机体正气不足，而邪气亢盛，导致机体发生疾病。因此，正气是疾病发生与否的关键因素，邪气是致使疾病发生的条件。

在疾病过程中，正气和邪气在不断斗争中，其力量也发生消长盛衰的变化。一种是邪气绝对亢盛，而正气相对不足，形成了以邪气亢盛为主要矛盾的实证病机。《素问·玉机真藏论》曰："邪气胜者，精气衰也。"常见于外感病初期和中期，以及痰、食积、水饮、瘀血等引起的内伤病证。临床多表现为壮热、声高气粗、疼痛拒按、二便不通等。

另一种是邪气相对亢盛，而正气绝对不足，形成以正气虚损为主要矛盾的虚证病机。常见于素体虚弱或外感病的后期，以及各种慢性疾病等。临床多表现为虚弱、衰退以及不足的症状，如神疲体倦、面色无华、气短、自汗，或畏寒肢冷等。

此外，正邪的消长盛衰，不仅可以出现较为单纯的虚或实的病理变化，而且在一些病程较长或者病情比较复杂的疾病中，还会出现虚实之间的多种变化，比如虚实转化、虚实错杂以及虚实真假等。因此在临床中，要以动态、相对的观点来分析虚实病机，真正把握住疾病的虚实变化。

二、正邪相争与疾病转归

虽然是邪胜正负导致了疾病的发生，但是在疾病的发展过程中，正邪斗争从未停止，而且这种斗争决定了疾病的转归。

在疾病发展过程的正邪相争中，如果正气旺盛，抗病能力强，使邪气难以深入发展，渐趋衰减，最终会正胜邪退，病情常较轻，病程短暂，并且逐步向痊愈发展。如果是邪气强盛，正气未能及时得到恢复而逐渐消耗，不能阻止邪气的侵害，则会出现邪胜正衰的状态，使病情日趋恶化和加剧，最终导致阴阳离决，机体生命活动终止。如果在疾病发展过程中，机体正气不甚虚弱，而邪气也不亢盛，则会出现正邪两方势均力敌、相持不下的状态。此时正气不能完全祛邪外出，而邪气也可以滞留于一定部位，导致病邪既不能消散也不能深入。正邪相持阶段依然存在正邪的消长盛衰变化，具有不稳定性，因此要注意出现向恶化的转归。

第四章

中医治病原则

中医治病原则就是治疗疾病的法则，简称治则，它以中医学整体观念和辨证论治为基础，指导临床处方、用药等。治则与治法不同，治则是用来指导治法的总原则，而治法是治则的具体化。治则的内容丰富，这里介绍最基本的原则之一——扶正祛邪。

第一节 祛除外来的邪气

祛邪是指通过祛除病邪，使人体正气得以恢复，从而达到邪祛正复、疾病痊愈的目的，正所谓"祛邪以扶正""邪去则正安"。祛邪适用于以邪实为主要矛盾而正气未衰的实证。临床在祛除外来邪气上，有传统的中医"八法"，即汗、吐、下、和、温、清、消、补。具体的治法则根据具体病证制订，比如辛凉解表法、清胃泻火法、温阳利水法、滋补肝肾法等。因临床涉及的证型丰富，其具体治法也数不胜数。本节主要介绍汗法、吐法、下法、清法，并举例说明常用的一些具体治法，以便学习和运用。

一、汗法

汗法也称解表法，是运用解表发汗作用的方药，使患者汗出以开泄腠理、调和营卫，来发散外邪、解除表证的一种治疗方法。本法主要适用于外感病初期有表证，临床可见恶寒、发热、头痛、无汗、关节酸痛、舌苔白、脉浮等症状者。另外，还可用于麻疹透发不畅、水肿之阳水证（腰以上肿甚）、外科疮疡初起等病证。

由于致病因素以及患者个体差异，故汗法在临床运用时又有多种具体治法。如辛温发汗法适用于风寒之邪侵犯人体，临床可见恶寒发热、无汗、脉浮紧等表实证，亦或是恶寒发热、有汗、脉浮缓等表虚证；辛凉发汗法适用于风热之邪侵犯人体的体表，临床可见发热重、恶寒轻、口渴、咽红、舌红苔黄、脉浮数等；宣肺散寒法或宣肺清热法适用于风寒或风热之邪侵袭人体的肺脏，除见表寒证或表热证外，同时兼见咳嗽、咳痰等肺病症状；发汗透疹法适用于麻疹透发不畅。若患者素体虚弱，应当根据其体质，适当配伍具有助阳、益气、滋阴、养血等作用的药物，以达到扶正祛邪的目的，即助阳发汗、益气发汗、滋阴发汗、养血发汗等。

应用汗法时，以汗出邪去为度，不可发汗太过，防止耗散津液，损伤人体正气；若患者平素表虚多汗，此法也应慎用。本法不适用于表邪已解，麻疹已透，疮疡已溃，以及自汗、盗汗、失血、热病后期津亏血少者等。

二、吐法

吐法也称催吐法，是运用涌吐作用的方药，使患者发生呕吐，病邪或是有害物质随之排出，从而治疗疾病的一种方法。此法源于《素问·阴阳应象大论》记载"其高者，因而越之"，其中指出病邪在胸膈者，可用催吐法治疗。主要适用于饮食停滞、误食毒物，或是痰涎壅盛、阻塞咽喉胸膈等病情严重急迫，必须迅速吐出积滞的实证。

吐法所使用的部位主要为膈以上或胃脘，包括头面、喉颈、口角的病变或是痰涎、宿食、酒积、瘀血、热毒等有形实邪留滞人体上部形成实证者。吐法主要治疗的病证为痰饮停留在心胸间，病位在上所导致的突然昏仆、口噤难言、手足厥冷等；或是暴饮暴食，损伤人体中焦脾胃，宿食停积，胃失和降，导致气上升失常出现胃脘痛、胃下垂等；或是瘀血停滞于胸胁或人体上部，气血运行受阻而导致的发质干枯、面色晦黯、胸胁刺痛、头痛甚剧而有定处、双目暴盲、突然失聪等。

使用吐法应用需注意：因人而宜，急缓分用。对于年老体衰、正气虚弱、孕妇等应慎用；对于出血性疾病、神志错乱、惊厥、肿瘤等由器质性病变引起者，或腐蚀性毒物中毒等即便有吐法指征，也应禁用。在使用此法时，还需注意剂量及配伍，用药前须取得患者同意，用量从小量用起，逐渐增加，中病即止；使用吐法后要注意饮食起居，以稀粥调养为宜，禁食硬冷油腻之物，要注意调护脾胃，顾护正气。

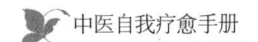

三、下法

下法也称泻下法，是运用泻下作用的方药，通过泻下大便等，以排除体内病邪积滞的一种方法。本法主要适用于邪在胃肠、燥屎内结等里实证，也用于虚中夹实证。里实证的病情有缓急之分，性质有寒热之别，所以泻下法的具体治法又可分为三种。

攻下法，以泻下作用较强的药物组合成方，适用于肠腑结滞证。若肠腑热结，如温热病中期或极期，热毒炽盛，大便燥结，应用苦寒泻下的方药，称为寒下法；若患者素有脾肾阳虚，加之肠腑寒结，则以泻下通便药配合温里药组合成方药，称为温下法。

润下法，用润肠药，或配用补益药组合成方，泻下性能缓和，适用于肠燥便结证，如习惯性便秘、久病、产后或老年便秘等。

逐水法，以峻下逐水的药物组合成方，通过比较剧烈的泻下作用，以治疗胸水、腹水和水肿等。

下法容易损伤人体正气，临床应用时应根据患者体质及病情，严格把握药物剂量，仔细观察病情，不宜过量或久用，取得疗效应立即停止，以祛邪为度。本法对病邪在表或者半表半里者应禁用，对孕妇、月经期、脾胃虚弱者以及年老阳虚体弱者等均应慎用或禁用。

四、清法

清法也称清热法，是运用寒凉性质的方药，通过泻火、解毒、凉血等，以清除热邪的一种治疗方法，在《黄帝内经》中称为"热者寒之"。本法主要适用于里实热证，无论是热在气分还是热在营分，亦或是热在血分，属表证已解，而里热炽盛者皆可应用，也用于治疗半表半里的热证及虚热证。

清热法的具体应用，必须根据热病发展阶段、病位所在脏腑以及正气的情况而定。清热解毒法，适用于热毒证，临床可见发热、肿胀、化脓、疼痛、斑疹等；清热泻火，适用于气分热证，临床可见大热、大渴、大汗、脉洪大等；清营凉血法，适用于热入营血证，临床可见神昏、谵语、出血、斑疹，或是发热夜甚、心烦不寐、舌绛、脉细数；清肝泻火法，适用于肝火上炎等证，临床可见目赤、口苦、胁痛等；清心降火法，适用于心火上炎证，临床可见口舌生疮、心烦口渴、小便短赤而涩痛；清胃泻火法，适用于胃火炽盛证，临床可见胃痛、嘈杂、口臭等症。此外还有清肺泻热法、滋阴清热法都属于清法的范畴。

清热法所用方药多为寒凉之品，易损伤脾胃阳气，一般不宜过用、久用，并要根据病情轻重和体质强弱，慎重处方选药，中病即止。

第二节　扶助内在的正气

扶正是指通过扶助人体内的正气，来增强身体的抗病能力，从而达到祛除外来邪气，使身体康复的目的。在发病过程中，正邪双方持续斗争，正获胜、邪气败退则疾病逐渐向好而痊愈，若是邪气获胜、正气虚弱则病邪继续发展而严重。因此，中医在治疗上非常重视扶正祛邪,其中尤以维护正气为重。中医学认为扶正是为了更好地祛邪,即增强人体的抗病力来战胜疾病,而祛邪的目的又是更好地顾护正气,即消除致病因素,以使脏腑气血恢复如常。正所谓"扶正以祛邪""正盛邪自却"。扶正主要适用于以正气虚弱为主,但邪气也不盛的虚证。临床上常用运用补法来达到扶正目的,扶助内在正气常用方法有复阳气、益气阴、和胃气、通经络以及安心神。

一、复阳气

阳气是指人体内具有温煦、推动、兴奋、升腾、发散等作用的极细微物质和能量,它流行于全身的脏腑、经络、形体、诸窍,无处不在。

阳气有升、降、出、入四种基本运动形式。升即阳气由下而上的运行;降即阳气自上而下的运行;出是阳气由内向外(即离心方向)的运行;入是阳气由外向内(即向心方向)的运行。阳气的升降出入运动决定了人体的生命活动,正如《素问·六微旨大论》所言:"出入废则神机化灭,升降息则气立孤危。"阳气运动的失常,太过或不及,当降反升,当升反降,则会引发脏腑生理功能的异常。

临床上常见损伤阳气的几种情况:寒湿燥邪最易损伤人体阳气;痰饮易伤及三焦之火及脾胃阳气;失治误治损伤人体阳气,主要以误汗、误下为主;饮食失宜,饮食生冷及饮食不节均可损伤脏腑阳气;过劳伤阳,过度劳累最易伤及人体阳气。阳气的损伤影响脏腑正常生理功能，引起疾病的发生。

阳气在人体生命活动中具有重要的作用。《素问·生气通天论》云："阳气者，若天与日，失其所，则折寿而不彰。是故天运当以日光明。"复阳气是扶助正气，治疗疾病的重要一环。

二、益气阴

益气阴法源于古代的"精气学说"，《黄帝内经》中记载："凡欲诊病者，必问饮食居处，暴乐暴苦，始乐后苦，皆伤精气，精气竭绝，形体毁沮。"气是构成人体和维持人体生命活动的基本物质之一。气运行不息，推动和调控人体内的新陈代谢，维持人体生命进程。气运动的终止，意味着生命的终止。气的升降出入运动形式，对人体的生命活动至关重要。比如先天之精、水谷之精以及吸入的自然界清气，都必须经过气的升降出入才能布达周身，发挥其正常的生理功能；人体五脏六腑、四肢百骸的生理活动以及相互之间的联系必须通过气的运动才得以完成。因此人体的整个生命活动都离不开气的升降出入运动。

与此同时，人体阴精易亏而难成，《灵枢·本神》曰："五脏，主藏精者也，不可伤，伤则失守而阴虚，阴虚无气。"因此阴精的护养对于扶助体内正气也是十分重要的。《素问·生气通天论》又提到："阴平阳秘，精神乃治。"阴阳平衡，身体才会健康和谐。

因此，益气阴是扶正气的常用方法之一。

三、和胃气

古语道"人以胃气为本"。胃气有广义和狭义之分,广义的胃气是指人之正气,狭义的胃气是指脾胃的生理功能。脾胃为人体的后天之本,人受水谷之气以养,因此脾胃运化功能的强弱,影响人的生命健康。

从人体的生理功能而言,各脏腑之间是密切联系的,正气的旺盛需要人体各脏腑之间的配合来完成,比如人体之精、气、血、津液等都是在胃气的基础上与其他脏腑化生而出,因此形成不同的生理功能。胃土居中,以灌四旁,五脏皆禀胃气而生,如《灵枢·营卫生会》说:"人受气于谷,谷入于胃,以传于肺,五脏六腑,皆以受气。"《素问·五脏别论》言:"胃者,水谷之海,六腑之大源也。五味入口藏于胃,以养五脏气……是以五脏六腑之气味皆出于胃。"

从病理上看,胃气的盛衰是影响疾病发生发展的重要因素之一。《灵枢·五味》言:"水谷皆入于胃,五脏六腑皆禀气于胃……故谷不入,半日则气衰,一日则气少矣。"胃气虚弱,则为不能受纳,脾不能运化,出现消化吸收障碍,影响气血化生,导致脏腑衰弱,形体消瘦,正气不足,易感邪而发病。

因此,"凡欲察病者,必须先察胃气;凡治病者,必须常顾胃气。胃气无损,诸可无虑。"在诊病之初以及在治病的过程中都要重视胃气。

四、通经络

"经"有路径的意思，是指纵向行驶的干线，多在人体深部循行；"络"有网络的意思，是分支，纵横交错网络全身。经络是经脉和络脉的总称，分布于人体内，是沟通内外上下，运行全身气血，协调各部阴阳的通路。经络是人体重要的组成部分，正如《灵枢·本藏》所言："经脉者，所以行气血而营阴阳，濡筋骨，利关节者也。"以及《灵枢·经脉》所曰："经脉者，所以能决死生，处百病，调虚实，不可不通。"可见通经络对于扶助内在正气具有十分重要的作用。

经络重要的生理功能有以下三点。

1）联系脏腑，沟通全身：加强十二经脉与脏腑、五官九窍、肢节的联系，促进脏腑正常生理功能，同时加强全身的整体联系。

2）通行气血，濡养脏腑：经络是气血运行的通路，气血通过经络周流全身发挥其濡养温煦全身的作用。

3）调节机体平衡：当人体气血不和，出现阴阳偏盛偏衰时，可运用药物或者非药物疗法激发经络的调节作用，以达到平衡阴阳的作用。正如《灵枢》言："泻其有余，补其不足，阴阳平复。"

在正常情况下，经络可以内灌脏腑，外濡腠理，以维持人体的正常生理功能。但一旦受到外邪、饮食、七情、劳倦等因素影响，机体经脉闭阻，络脉不通，血行瘀滞，进而出现机体脏腑功能失调，经络气血功能失调。如经络中气血偏盛或偏衰，就会引起相关脏腑、器官、循行部位功能亢进或减退，进而造成生理功能的失常。

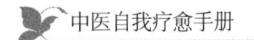

通过通经活络，扶助身体正气达到调和气血，协调阴阳，濡养筋骨的作用。

五、安心神

神从广义上说是指人体生命活动的外在表现，狭义上说是指精神、意识、思维活动。中医学认为，精神、意识、思维活动是五脏六腑生理功能的反应；神来源于父母的先天之精，随着父精母血的媾和，胚胎的形成，生命的诞生，神同样得到孕育，"故生之来谓之精，两精相搏谓之神。"

神是一切生命活动的主宰，而神又由心所主。心主神明和藏神，具有统摄全身脏腑、经络、形体、官窍生理活动和司精神、意识、思维和情志等心理活动的功能。心主神明，为五脏六腑之大主，心藏神功能正常，则能调控心血的正常运行，以濡养周身及心脉而五脏安。

因此，心神安则五脏安，五脏安则能够发挥脏腑的正常生理功能，体内正气旺盛，才能够抵御邪气的入侵，防止疾病的发生。

第五章

中医调摄方法

第一节 食 养

中医学自古以来就有"药食同源"的说法,即食物和药物同出一源,许多食物既是食物也是药物,食物和药物一样能够防治疾病。《黄帝内经太素》一书中写道:"空腹食之为食物,患者食之为药物",反映了"药食同源"的思想。

《黄帝内经》曰:"大毒治病,十去其六;常毒治病,十去其七;小毒治病,十去其八;无毒治病,十去其九。谷肉果菜,食养尽之。"说的就是饮食的调理作用。在古籍文献中,又可见"食疗"与"食养"含义并非完全相同,"食养"重在"养",主要应用于健康人群以达到养生目的,或应用于疾病恢复期的人群以促进健康的重新获得;而"食疗"主要应用于患病人群,以达到治疗疾病的目的。唐代《备急千金要方》一书就有"食治篇",之后又有《食疗本草》等饮食疗法专著相继问世。

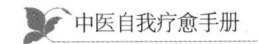

一、常用单味食物

根据历代本草著作,列举具有治疗、保健作用的食物如下。

1. 蔬菜类

《本草纲目·菜部》记载:"凡草木之可茹者谓之菜,韭、薤、葵、葱、藿,五菜也。"大多数蔬菜性寒凉(如苦瓜、藕等),有清热除烦、通利大小便、化痰止咳等功能;少数蔬菜性温热(如葱、生姜等),有温中散寒、开胃消食的作用。

(1)苦瓜

性味归经:味苦,性寒;归心、脾、肺经。

功效:祛暑涤热,明目,解毒。

应用:暑热烦渴、消渴、目赤肿痛、疮痈肿毒、中暑等。

注意事项:脾胃虚寒者慎服。

(2)藕

性味归经:味甘,性寒;归心、肝、脾、胃经。

功效:生藕,清热生津,凉血,散瘀,止血;熟藕,健脾开胃。

应用:热病口渴、衄血、咯血、便血、热淋等。

注意事项:生藕性偏凉,脾胃虚寒的人忌食;煮熟时,不要选铁器。

（3）大白菜

性味归经：味甘、微酸，性微寒；归胃经。

功效：通利肠胃，养胃和中，利小便。

应用：二便不利、感冒等。

注意事项：脾胃虚寒者慎用。

（4）白萝卜

性味归经：味辛、甘，性凉；熟煮味甘，性平。归脾、胃、肺、大肠经。

功效：消食，下气，化痰，止血，解渴，利尿。

应用：消化不良、食积胀满、反胃、吞酸，肺热之咳嗽咯血、衄血等。

注意事项：脾胃虚弱，大便溏薄者不宜多食、生食。

（5）芹菜

性味归经：味甘、微苦，性凉；归肝、胃、肺经。

功效：平肝，清热，祛风，利水，止血，解毒。

应用：崩漏、带下、淋浊等。

注意事项：慢性腹泻者不宜多食。

（6）番茄

性味归经：味酸、甘，性微寒；归肝、脾、胃经。

功效：生津止渴，健胃消食。

应用：口渴、食欲不振等。

注意事项：番茄性寒，素有胃寒者忌食生冷番茄。

（7）菠菜

性味归经：味甘，性平；归肝、胃、大肠、小肠经。

功效：养血，止血，平肝，润燥。

应用：衄血、便血、消渴、头痛、目眩、夜盲、便秘等。

注意事项：肾炎和肾结石患者不宜食用。

（8）葱

性味归经：味辛，性温；归肺、胃经。

功效：发表，解毒，杀虫。

应用：风寒感冒、阴寒腹痛、二便不通、痢疾、疮痈肿痛、虫积腹痛等。

注意事项：表虚多汗者慎用。

（9）生姜

性味归经：味辛，性温；归肺、胃、脾经。

功效：散寒解表，降逆止呕，化痰止咳。

应用：风寒感冒之恶寒发热、头痛鼻塞，呕吐，痰饮喘咳，泄泻等。

注意事项：阴虚内热及实热证禁用。

（10）韭菜

性味归经：味辛，性温；归肾、胃、肺、肝经。

功效：补肾，温中，行气，散瘀，解毒。

应用：肾阳亏虚、吐血、衄血、尿血、痢疾、消渴、痔漏、脱肛等。

注意事项：阴虚内热及疮疡、目疾患者慎食。

（11）辣椒

性味归经：味辛，性热；归脾、胃经。

功效：温中散寒，下气消食。

应用：脘腹冷痛、胃寒气滞、呕吐、泻痢、冻疮、风湿痛等。

注意事项：阴虚火旺及出血诸证禁服。

2. 水果类

水果种类繁多，味道以酸甜为多，性质寒凉温热各异，多具补虚、生津除烦、止咳化痰、开胃消食、润肠通便等作用，适用于病后体虚、咳嗽、咳痰、津伤烦渴、食欲不振、肠燥便秘等症。

（1）西瓜

性味归经：味甘，性寒；归心、胃、膀胱经。

功效：清热解暑，除烦止渴，利小便。

应用：暑热烦渴、热病伤津、小便不利、目赤肿痛、喉痹等。

注意事项：脾胃虚寒者不宜多食，中寒湿盛者慎用。

（2）梨

性味归经：味甘、微酸，性凉；归肺、胃经。

功效：生津解渴，止咳化痰，清肺降火，清心除烦，解酒。

应用：肺燥咳嗽、热病伤津烦渴、消渴、痰热惊狂、噎膈、目赤肿痛、烫伤等。

注意事项：不宜多食，过则伤脾胃。脾胃虚寒、呕吐清水、大便溏泄、腹部冷痛、风寒咳嗽及产妇等，不宜食用。

（3）枇杷

性味归经：味甘、酸，性凉；归肺、脾经。

功效：清肺化痰止咳，生津止渴，和胃降逆止呕。

应用：肺燥咳嗽、久咳不愈、呕逆食少、胃热口感、烦渴、呃逆、纳差等。

注意事项：不宜多食、久食。脾虚便溏及痰湿盛者不宜食用。

（4）山楂

性味归经：味酸、甘，性微温；归脾、胃、肝经。

功效：消食健胃，行气消滞，活血止痛。

应用：饮食积滞、脘腹胀满、消化不良等。

注意事项：反酸者慎食。

（5）香蕉

性味归经：味甘，性寒；归脾、胃、大肠经。

功效：清热解毒，润肺滑肠。

应用：温热病、烦渴、肺燥咳嗽、便秘、痔疮等。

注意事项：香蕉性寒，胃痛腹凉、脾胃虚寒的人宜少吃。

（6）龙眼肉

性味归经：味甘，性温；归心、肾、肝、脾经。

功效：补心脾，益气血，安心神。

应用：气血两虚、心脾两虚、脾胃虚弱。

注意事项：痰火及湿滞者慎食。

3. 谷薯类

谷薯类是指谷类和薯类食物，性味多甘、平，大多具有健脾益气、和胃等作用，常作为人们的主食，也可预防或治疗脾胃虚弱所致的食少纳呆、神疲乏力、恶心、呕吐及大便稀溏等症。

（1）粳米

性味归经：味甘，性平；归脾、胃、肺经。

功效：补气健脾，渗湿止泻，除烦。

应用：用于脾胃气虚、食少纳呆、心烦口渴、泄痢等。

注意事项：血糖较高者，不宜多食。

（2）小米

性味归经：味甘、咸，性凉；归肾、脾、胃经。

功效： 益气和中，益肾，除热，解毒。

应用： 用于脾胃虚热、反胃呕逆、消渴、烦热、泄泻、烫伤等。

注意事项： 小米不宜与杏仁同食，食则令人呕吐腹泻。

（3）薏苡仁

性味归经： 味甘、淡，性微寒；归脾、胃、肺经。

功效： 利湿健脾，舒筋除痹，清热排脓。

应用： 筋急拘挛、风湿痿痹、水肿、肺痈、肠痈、脚气、脾虚泄泻、癌肿等。

注意事项： 脾虚无湿、大便燥结忌食；健脾益气宜炒用，渗湿利水、祛风湿及排脓消痈宜生用。

（4）山药

性味归经： 味甘，性平；归脾、肺、肾经。

功效： 补脾，养肺，固肾，益精。

应用： 脾虚食少、大便溏泄、少气懒言、语声低微等。

注意事项： 湿盛腹满者慎食。

（5）绿豆

性味归经： 味甘，性凉；归心、肝、胃经。

功效： 清热，消暑，利水，解毒。

应用： 暑热、水肿、小便不利、药物中毒等。

注意事项： 服药期间，不宜食绿豆制品。

（6）扁豆

性味归经：味甘、淡，性平；归脾、胃经。

功效：健脾，化湿，消暑。

应用：暑湿泄泻、脾虚湿滞引起的泄泻。

注意事项：扁豆中含有血细胞凝集素，若生食或者食用虽经过烹调而未熟的扁豆（包括芸豆、豇豆、荷兰豆等），容易引起中毒，严重者可致死亡。扁豆制熟后才能食用。

4. 调味类

调味品是指在烹调过程中主要用于调和食物口味的一类原料的统称，有的含有氨基酸，有的含有糖类，有的含有维生素和矿物质等营养成分，一般用量不宜过多。调味品可以在烹调中调和五味，有增进食欲、促进消化的作用，能用于不同病症的调养。

（1）蜂蜜

性味归经：味甘，性平；归脾、胃、肺、大肠经。

功效：调补脾胃，缓急止痛，润肺止咳，润肠通便，润肤生肌，解毒。

应用：肺虚久咳、燥咳、慢性便秘、风疹、风癣、疔疮肿毒、气血虚弱之皮肤枯槁、毛发不荣等。

注意事项：痰湿内蕴、中满痞胀及大便不实者禁服。

（2）红糖

性味归经：味甘，性温；归肝、脾、胃经。

功效：补脾缓肝，活血散瘀。

应用：口干呕哕、虚羸寒热等。

注意事项：糖尿病患者、湿热中满者及儿童慎用。

（3）醋

性味归经：味酸、甘，性温；归肝、胃经。

功效：散瘀消积，止血安蛔，解毒。

应用：癥瘕积聚、虫积腹痛、痈肿疮毒等。

注意事项：脾胃湿重、痿痹、筋脉拘挛者慎用。

（4）酒

性味归经：味苦、甘、辛，性大热；归心、肝、肺、胃经。

功效：温通血脉，御寒气，行药势。

应用：寒凝血瘀、寒湿疼痛等。

注意事项：阴虚、失血及湿热甚者应忌用。

二、常用食养方

1. 粥类

（1）莲子桂圆粥

组成：莲子50克，桂圆肉30克，冰糖适量。

制作：将去皮带心的莲子磨成粉，用适量清水调成糊，与桂圆肉同入沸水中煮成粥，加冰糖溶化即可。

用法：睡前服用。

功效：清心除烦，益脾养血。

主治：心悸、怔忡等。

（2）龙骨粥

组成：煅龙骨30克，糯米100克，红糖适量。

制作：龙骨捣碎，入砂锅内煎1小时，澄清去渣取汁，然后加入糯米、红糖同煮成稀粥。

用法：早晚空腹热食之，5日1个疗程。

功效：镇心安神，收敛固涩。

主治：产后虚汗不止、盗汗、自汗、崩漏等。

（3）桃仁红花粥

组成：桃仁10克，红花6克，粳米50克，红糖适量。

制作：取桃仁捣烂如泥，和红花煎煮约20分钟，取汁去渣；将粳米淘洗干净，加水适量煮至五六分熟后，加入药汁继续煮至熟烂，加入红糖调味，即可。

用法：温热服，每日2次，3～5日为1个疗程。

功效：活血通经，祛瘀止痛。

主治：血瘀所致的女性闭经、月经不调、痛经，产后瘀阻腹痛等。

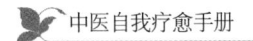

（4）良姜粥

组成：粳米 50 克，红枣 5 枚，高良姜粉 5 克，白砂糖适量，葱白 2 根。

制作：粳米、红枣放入砂锅内，加水 500mL，煮成米粥；取高良姜粉 5 克，调入粥中，再煮片刻。

用法：早、晚温热服，5 日为 1 个疗程。

功效：驱寒暖胃。

主治：胃肠虚寒所致的脘腹冷痛、恶心呕吐等。

（5）莲子粥

组成：莲子 25～50 克，粳米 25～50 克，白糖或红糖适量。

制作：将莲子去掉皮、心，用清水浸泡 1～2 小时，下锅煮熟后，捞出，研成泥状；再与粳米一同下锅煮至粥成，加入适量白糖或红糖，即可服食。

功效：补脾益肾。

主治：脾虚食欲不振、久泻不愈。

（6）栗子粥

组成：栗子 15 个，粳米 60 克。

制作：将栗子去皮，风干，磨成粉；粳米淘洗干净；砂锅置火上，放入粳米、清水、栗子粉同煮，用文火煮成粥。

用法：早、晚空腹食用，一般食用 3～5 日后，暂停 3 日后再续服。

功效： 补益中气，益脾止泻。

主治： 脾肾阳虚之溏泄或久泻不止。

（7）补虚正气粥

组成： 黄芪 30 克，人参 10 克（或党参 15 克），粳米 100 克，白糖 20 克。

制作： 将黄芪、人参洗净，切成薄片，入砂锅，加适量冷水浸泡 30 分钟；先以武火煎煮，煮沸后改文火慢炖，取浓汁；药渣再加适量冷水，依前法第二次煎煮，取浓汁；将两次药汁混合，并将混合的药汁和洗净的粳米各分为 2 份，每日早、晚取药汁、粳米各 1 份，若药汁量少可加水适量，煮粥；粥成后加白糖，稍煮一二沸即可。人参也可另为细末，煮粥时掺入同煮。

用法： 每日 1 剂，分早晚 2 次吃完。3～5 日为 1 个疗程。可根据需要食用多个疗程，疗程间停用 2～3 日。

功效： 益气补虚，调养五脏。

主治： 脾肺气虚之饮食减少、倦怠乏力、头晕目眩、久泻久利、内脏下垂、咳喘无力、自汗、易感冒，或年老体弱、久病气虚所致的各种证候。

（8）荷叶粥

组成： 鲜荷叶 1 张，粳米 50 克。

制作： 将粳米淘洗干净，荷叶洗净；锅置火上，加入清水适量，放入米煮粥，煮时将荷叶盖于粥上，煮熟即成。也可将荷叶洗净切碎，煎汁后调入粥中。

用法： 吃粥，可随意食用。可用此粥代餐，一般暑天感冒可食用。

功效： 健胃解暑。

主治： 暑天感冒，症见困倦乏力、头重、不思饮食者。

（9）枇杷叶粥

组成： 枇杷叶 15 克，粳米 50 克，冰糖 30 克。

制法： 枇杷叶用纱布包好入锅内，加水 400mL，煎煮 20 分钟后，去渣留汁，然后加入粳米煮粥。服用时可加冰糖少许。

用法： 早、晚温热顿服。

功效： 清肺化痰，止咳降气。

主治： 风热犯肺引起的咳嗽。

（10）百合杏仁粥

组成： 鲜百合 50 克，杏仁 10 克，粳米 50 克，白糖 20 克。

制作： 粳米洗净，入锅内，加水适量；煮沸后放入洗净的百合、杏仁煮成粥，加入白糖服用。

用法： 早、晚服用。

功效： 清热润燥，化痰止咳。

主治： 肺燥伤阴引起的咳嗽。

（11）芡实苦瓜菜粥

组成： 芡实 15 克（打粉），苦瓜（洗净，切片）100 克，粳米 10 克。

制作： 先将粳米放入 700mL 水中，武火煮沸，然后加入芡实和苦瓜煮 30 分钟，粥烂即可。

用法： 本方可代三餐主食食用，温服，可食用至患者症状痊愈。

功效： 清热除烦，益肾缩尿。

主治： 阴虚火旺所致的小便频数、烦躁不安等。

（12）桂圆莲子粥

组成： 桂圆、莲子各 30 克，大枣 10 枚，糯米 60 克，白糖适量。

制作： 桂圆、莲子、大枣、糯米分别用清水洗净；莲子去皮、心，大枣去核。上述 4 味同入砂锅内，加适量清水，用武火煮至沸腾，然后改用文火继续煮至糯米开花成粥，食时加白糖。

用法： 每日 1 剂，每晚加热食用。

功效： 补益心脾，健脑益智。

主治： 心脾两虚、气血不足所致智力衰退、健忘失眠、心慌心悸等。

2. 汤类

（1）苏连汤

组成： 紫苏叶 10 克，黄连 4.5 克。

制作： 紫苏叶、黄连加水适量，煎取药汁 200mL。

用法： 每日 1 剂，早、晚温服。

功效：疏散表邪，和胃降逆。

主治：寒热错杂所致呕吐。

（2）佛手姜汤

组成：佛手 10 克，生姜 2 片，白砂糖适量。

制作：佛手、生姜 2 味水煎取汁，调入白砂糖即成。

用法：温热服用。

功效：疏肝理气，和中止呕。

主治：肝气郁结、脾胃气滞所致呕吐。

（3）芪豆枣汤

组成：黄芪 10 克，黑豆 100 克，红枣 20 枚。

制法：将黄芪布包，大枣去核，加水同炖至枣、豆熟后，去药包，食枣豆，饮汤。

用法：每周 2 剂，连续服 5～7 周。

功效：补益肺气，固表止汗。

主治：汗出异常伴心悸气短、神倦乏力、面色少华、肢端欠温等。

（4）核桃益智山药汤

组成：核桃肉 15 克，益智仁 13 克，怀山药 15 克。

制作：将核桃仁、益智仁、怀山药一同放入锅中，加适量清水，煎水饮用。

用法：每日 1 次。

功效：健脾补肾，固缩小便。

主治：脾肾亏虚所致的面足水肿、纳呆腹胀、神疲乏力、腰膝酸软、头晕耳鸣、大便溏薄、小便频数、淋沥不尽等。

3. 茶饮类

（1）橘朴茶

组成：橘络3克，厚朴3克，红茶3克，党参6克。

制作：上4味共制粗末，放入茶杯中用沸水冲泡10分钟即可。

用法：随饮随冲，不拘时，至味淡为止。每日1剂。

功效：理气开郁，化痰散结。

主治：梅核气，症见自我感觉咽部异常。

（2）决明罗布麻茶

组成：炒决明子12克，罗布麻10克。

制作：将决明子、罗布麻置于玻璃杯中，用沸水冲泡15分钟即可。

用法：代茶频饮，每日1剂。

功效：清热平肝，明目润燥，润肠通便。

主治：肝阳上亢或肝火上炎所致的头晕目眩、头痛头胀、烦躁不安、失眠多梦，或目赤肿痛、口苦咽干等。

（3）葱豉茶

组成：葱白10克，淡豆豉15克，生姜3片，红糖适量。

制作：将葱白洗净切段，与淡豆豉、生姜共置砂锅中，加清水适量，煎煮15分钟，滤去残渣，加红糖即可。

用法：每日1剂，分2次温服，饮后加衣盖被，得微汗为佳，3剂为1个疗程。

功效：发散风寒，宣肺解表。

主治：用于风寒感冒初期。

（4）参麦止汗茶

组成：太子参10克，浮小麦15克，红枣5枚。

制法：将红枣洗净劈开，与太子参、浮小麦共入砂锅中，加清水适量，以文火煎煮30分钟，滤去残渣，加糖调味即可。

用法：每日1剂，7剂为1个疗程。

功效：益气养阴，收敛止汗。

主治：汗出异常伴形体消瘦、精神萎靡、心烦少寐、咽干口渴、手足心热等。

（5）李子茶

组成：鲜李子150克，绿茶2克，蜂蜜25克。

制作：将鲜李子剖开后置于锅内，加水400mL，煮沸3分钟，再加绿茶与蜂蜜，煮沸起锅取汁。

功效：清热利湿，柔肝散结。

主治：肝经湿热导致的遗尿。

（6）菊花青皮饮

组成：菊花 10 克，青皮 10 克。

制作：先将青皮煎汤去渣，并用此水泡菊花。

用法：频服代茶饮。

功效：清肝热，疏肝胆，破气滞。

主治：气滞引起的腹痛。

（7）姜蜜饮

组成：老生姜 60 克，蜂蜜 30 克。

制作：将老生姜洗净、切碎，加水 500mL，水煎 30 分钟，去渣取汁，浓缩至 250～500mL，加入蜂蜜，煮沸即成。

用法：早晚分服，每日 1 剂，连续 3～5 日。

功效：疏散风寒。

主治：风寒感冒所致咳嗽、流清涕、鼻塞声重。

（8）银菊饮

组成：金银花、山楂、菊花各 10 克，蜂蜜 50 克。

制作：将金银花、山楂、菊花加水煮沸 30 分钟后，起锅滤汁；将蜂蜜文火煮沸，烧至微黄时，缓缓倒入熬成的银菊饮汁内；拌匀，用纱布过滤去渣，冷却后即成。

用法：每次 1 汤匙，每日 3 次，温开水冲饮，连续 3～5 日。

功效：辛凉解表，清热解毒。

主治：风热感冒所致之头痛、汗出不畅、鼻塞流浊涕等。

（9）佛手露

组成：佛手 120 克，五加皮 30 克，木瓜、青皮各 12 克，栀子、陈皮各 15 克，高良姜、砂仁、肉桂各 9 克，木香、公丁香各 6 克，当归 18 克，白酒 1000 克，冰糖 250 克。

制作：取上述材料除白酒、冰糖外，洗净，酌情破碎，装入绢布袋内扎口；然后浸入白酒中，以文火煮之，约 30 分钟。弃去药袋，兑入冰糖，即得。

用法：每次服 50mL，每日 3 次。

功效：疏肝理脾，宽胸解郁。

主治：肝气郁结，脾胃气滞所致的胸胁胀痛、痞闷不舒、嗳气泛恶、纳谷不香、脘腹冷痛等。

4. 其他小食类

（1）枸杞南枣鸡蛋汤

组成：枸杞子 75～150 克，南枣 8～9 枚，鸡蛋 2 个。

制作：枸杞子、南枣、鸡蛋同煮，待鸡蛋熟后剥去壳，再共煮片刻。

用法：吃蛋喝汤，每日或隔日 1 次。

功效：健脾胃、养肝肾。

主治：头晕眼花、精神恍惚、神经衰弱以及各种慢性消耗性疾病。

（2）桂花醋泡花生米

组成：米醋、花生米、桂花各适量。

制作：把花生米、桂花放入醋中浸泡24小时。

用法：每天起床后食用10～15粒。或用米醋适量，每天晚上浸泡花生米10～15粒，第2天早晨连醋一起服。

功效：软化血管，降低血脂。

主治：冠心病阴阳两虚者，症见心悸气短、心胸闷痛、心烦多汗、乏力、四肢欠温等。

（3）柚皮醪糟

组成：柚子皮（去白肉）、青木香、川芎各等份，醪糟、红糖各适量。

制作：柚子皮、青木香、川芎制成细末；每煮红糖醪糟1小碗，兑入药末3～6克。

用法：趁热食用，每日2次。

功效：理气解郁，和胃止痛。

主治：肝胃不和所致的脘胁胀闷疼痛、嗳气、呃逆、不思饮食、精神郁闷或烦躁等。

（4）八珍糕

组成：人参、白扁豆、山药、芡实各40克，白茯苓、莲子、白术、薏苡仁各30克，白糖、白蜜、米饭锅巴各200克，糯米粉1000克。

制作： 上述八味中药制成极细粉末；米饭锅巴晒极干，打碎后炒黄，研极细末；将药末、锅巴末与糯米粉搅匀；在蒸笼内铺上一层方巾，放上木架，将混合粉末在木架内铺匀；蒸熟，起锅后放凉，用刀切成片，打开阴干或烘干，存放于密闭的洁净容器中。

用法： 当点心食用。每日早、晚饭前各 1 次，或不拘时随意取食。

功效： 健脾养胃。

主治： 脾胃虚弱而失健运所致纳少便溏、面黄消瘦、神疲乏力等。

（5）乌发糖

组成： 黑芝麻、核桃仁各 250 克，赤砂糖 500 克。

制作： 将赤砂糖放入铝锅内，加水适量，置武火上烧沸，用文火煎熬；至稠时，加炒香的黑芝麻、核桃仁，并搅拌均匀，而后倒在涂有熟菜油的搪瓷盘中，摊平，晾凉，用刀划成小块即成。

用法： 每次 3 块，早、晚各 1 次。

功效： 补肾益精。

主治： 肝肾精血不足所致的须发早白、发枯无泽、脱发，以及头昏、耳鸣、健忘等。

第二节 功 法

传统功法是中医养生学的重要组成部分，具有运动和医疗的双重属性，通过疏通经络气血，改善脏腑功能，和畅精神情志，从而达到调摄身心健康、延年益寿的目的。

一、八段锦

预备式

1）两脚并步站立，两臂自然垂于身体两侧，目视前方，左脚向左侧开出一步，间距与肩同宽，两臂内旋向两侧摆起，与髋同高，掌心向后。

2）两腿稍屈，同时两臂外旋向前合掌，抱于腹前，掌心向内，两掌指尖距约10cm，目视前方。

3）宁静心神，调整呼吸，端正身形，从精神和肢体上做好练功前的准备。

第一式：两手托天理三焦

1）两手十指交叉于腹前，两手向上托至胸前开始翻掌，掌心朝上，然后两手继续向上撑，同时缓缓抬头注视手背，两腿伸直，如同托天状。

2）两手继续向上撑，双臂充分伸展，稍停片刻，头还原，目视前方，然后两臂向两侧缓缓打开，至于肩平。两臂下落，同时屈膝，回到抱掌的姿势。

3）配合呼吸，上托时深吸气，下落时深呼气。重复练习数次。

第二式：左右开弓似射雕

1）两手抱于腹前，两腿膝盖微曲，然后重心移到右脚，左脚向左开步，同时两手交叉状，两腿伸直，两手合于胸前。

2）然后屈膝，马步下蹲，同时向左开弓，左手是八字掌，右手是虎爪，头向左转，目视左手食指，两臂与肩平，动作略停；重心向右，右手变掌画弧推出；左手变掌，然后左脚收回，两脚并拢，抱掌于腹前。

3）重心移向左腿，右脚开步，同时两手交叉状，两腿伸直，两手合于胸前；然后屈膝，马步下蹲，同时向右拉弓射箭，右手变成八字掌，左手呈虎爪；然后头向右转，目视右手食指，两臂与肩平，稍停顿；左手变掌推出，右脚收回，抱于腹前。

第三式：调理脾胃须单举

1）两手抱于腹前，两腿微曲，然后左手向上托起，掌心向上，上托至胸前两手同时翻掌；左手上托，右手下按，同时两腿逐渐伸直。一手充分上托至头顶，一手下按身体斜后方，两肩外展，目视前方，稍做停顿。

2）左手缓缓地下落，同时右手缓缓收回，两手抱于腹前。

3）右手向上托起，掌心向上，上托至胸前两手同时翻掌；右手上托，左手下按，同时两腿逐渐伸直。一手充分上托至头顶，一手下按身体斜后方，两肩外展，目视前方，稍做停顿。两手还原，左手缓缓地下落，同时右手缓缓收回，呈抱掌的姿势。

第四式：五劳七伤往后瞧

1）双手由腹前抱姿缓缓向下按，按于身体胯前的两侧，两腿微曲，手掌掌心向下；然后两腿伸直，两臂向身体外后方打开，同时伸直。

2）大拇指向外旋，小指找大拇指，两臂外旋，头向左转，看向左后方，动作稍停顿。转正，目视前方，两臂转正还原下按。

3）反方向再做一次，外旋，向右转头，稍作停顿，转正，手下按。

第五式：摇头摆尾去心火

1）两手向上托起，然后重心移至右脚，左脚向左侧打开一步，两足距离宽于肩，手继续翻掌向上，然后从身体两侧缓缓的下落。同时两腿屈曲蹲成马步，两手轻轻抚按在大腿内侧，重心在身体正中位。

2）俯身，头和上体前俯和地面接近平行，随即向左做弧形摇转，头与左膝、脚尖呈一直线，同时臀部向右相应摆动，右腿及右臂适当伸展，以辅助躯干的摇摆动作。

3）还原，头和上体前俯，向右做弧形摇转，动作与左侧摇转相同，唯方向相反。

4）配合呼吸，头和上体做侧向摇转的同时吸气，复原时呼气。

第六式：两手攀足固肾腰

1）两手下按于胯前两侧，两膝微屈，转手指向前，然后手指向前伸，同时缓缓地起身，两臂伸直，两手尽量向上方伸展，尽量贴近耳朵。

2）掌心相对，缓缓下按，当下按至胸前，两掌翻掌，从腋窝下穿于背后，沿着膀胱经向下摩运，一直到脚跟，再到脚尖。抬头，两臂向前抬起，尽量贴耳根，稍做停顿，体会这个动作给身体带来的拉伸。

3）抬头起身，两臂向前抬起，尽量贴耳根，稍做停留，体会这个动作给身体带来的拉伸。

4）双臂和身体保持同一个平面，缓缓的带动身体起来，再缓缓地下按，重复即可。

第七式：攒拳怒目增气力

1）两手向上伸至头顶，然后向身体两侧呈弧形缓缓地向下落至腰间，同时双手握拳，大拇指握在拳心内，中心移至右脚，左脚向左侧打开，足间距宽于肩距，下蹲成马步。

2）左拳向前用力缓慢冲出去，然后拳变掌打开，立掌，画弧，拇指内扣，从小指开始逐个握拳；然后左拳收回，同时右拳冲出，打开，立掌，画弧，再握拳，收回。

3）左拳冲出去的时候好像有一股阻力，缓缓地冲出去，打开，立掌，保持立掌的姿势，向上，向左，向下画弧。

4）再握拳，拇指先内扣，其他四指逐个弯曲收回。换右拳向前冲出，打开，立掌，画弧，握拳，收回。然后起身，左脚收回，两臂还原抱于提前。

第八式：背后七颠百病消

1）两脚收回并拢，双手变掌交叠，掌背置于背部腰眼穴，沉肩放松，身体非常笔直，挺拔。

2）脚跟提起，身体自然下落，使身体有震颤感。

3）配合呼吸，脚跟提起时吸气，下落时呼气。

4）动作结束后身体中正，自然站立。

二、五禽戏

虎戏

第一式：虎举

1）站立位，两脚分开，在同一水平线上，距离约与肩同宽，两臂自然下垂，全身放松；头微微下低，同时双手掌心向下方撑，十指张开撑圆，将十指的第一、第二指节关节弯曲内扣，变成虎爪状，并且目视左掌。

2）双掌变虎爪状后，以小指为先其余四指依次弯曲握拳，拇指扣在中指与食指的第二指关节上，攥紧拳头，然后肘关节屈曲，以肘为轴，双手拳心相对，沿着身体向前缓缓上提。

3）待双拳上升至肩同高时，手掌放松，打开十指，迅速向上举至头顶，同时缓缓仰头，眼随手走；当手掌上升至极点后，手指再次张开撑圆、弯曲变成虎爪，掌心向上，并与呼吸吐纳相配合，上举时吸气；双掌上举时，要有伸经拔骨的感觉，身体保持中正垂直，犹如托起重物一般，目视双掌。

4）变虎爪仍以小指为先，其余四指依次弯曲握拳，攥紧拳头，拳心相对，后屈肘缓缓用力匀速下拉，目视双拳移动；至肩前高度，松拳为掌，同样配合呼吸吐纳方法，下落时呼气。

5）双肘自然外展，掌心朝下，沿着身体前缓缓下按至腹前并置双手于身体两侧，目视前方，全身放松自然呼吸。

6）本式动作要求左右连贯、交替重复练习数次后，双手自然下垂于身体两侧，目视前方。

第二式：虎扑

1）站立位，两脚分开，在同一水平线上，距离约与肩同宽，两臂自然下垂，全身放松；双手握空拳，同时微屈膝下蹲，从膝关节开始，向前顶膝、顶髋、顶腹，身体逐步后仰呈弓形；空拳沿着身体两侧随身体运动而提至肩膀的前上方。

2）身体缓缓弯腰前伸，与双腿呈90°，双拳则从肩前上方向上、向前扑出，同时将握空拳时十指弯曲状态转变为虎爪状，掌心朝下，挺胸塌腰，头微微抬起，目视前方。

3）双腿微屈、下蹲，身体的重心在两脚中间，同时含胸收腹，双手呈虎爪下按后拉回至身体两侧，掌心向下，目视前方。

4）手形由虎爪变成空拳，从膝关节开始，向前顶膝、顶髋、顶腹，身体逐步后仰呈弓形；空拳沿着身体两侧随身体运动而提至肩膀的前上方，掌心向下，目视前方。

5）重心倒向右侧，右腿站立，左腿屈膝提起，脚面内扣，同时双手由空拳变成虎爪状，并上举伸展；左脚往左前方迈出一步落下，以脚跟着地，右腿呈微屈膝下蹲，重心在右，成左虚步；同时上体前倾，双虎爪迅速向前、向下扑按至膝前两侧，两臂撑圆，掌心朝下，双目圆瞪，怒视脚尖，如虎扑食状。

6）以上动作稍做停顿，然后上半身抬起，将左脚收回，双脚开步，同肩宽站立，随之双手收回，自然垂于身体两侧，目视前方。

7）本式动作要求左右连贯、交替重复练习数次后，双手自然下垂于身体两侧，目视前方。

鹿戏

第一式：鹿抵

1）站立位，两脚分开，在同一水平线上，距离约与肩同宽，两臂自然下垂，全身放松；双腿微屈曲，身体重心倒向右腿，将左脚收回至右脚旁，呈左丁步站立；双手握成空拳状，双手臂同时向身体右侧摆起，右臂微屈，左臂屈曲，左空拳面对着右前臂，约与肩同高，拳心向下，眼随手动，目视右拳。

2）左脚向左前方45°迈出一步，脚跟着地，重心向前移，左脚逐渐踩实，左腿屈膝，左脚尖外撇、蹬实，右腿随之蹬直，呈左弓步；同时五指张开、伸直，中指、无名指弯曲内扣，手形由空拳变为"鹿角"状；以腰为轴，身体向左尽量扭转，保持下半身不动，同时双"鹿角"向左上划弧，掌心向外，鹿角指尖朝左后方，左臂屈肘，前臂外展平伸，左肘部抵靠左侧腰部；右臂上撑举至头前上方，头向后下转，目视右脚跟。

3）以上动作稍做停顿，然后身体后坐、右转、扣左脚脚尖，同时双手向上、向右下划弧，落下的同时双鹿角转换为握空拳下落于体前，将左脚收回，开步站立，目视前方。

4）本式动作左右连贯、交替重复数次后，双手自然下垂于体侧，目视前方。

第二式：鹿奔

1）站立位，两脚分开，在同一水平线上，距离约与肩同宽，两臂自然下垂，全身放松；将重心倒向右侧，左脚抬起，向左前方45°迈出一步，脚跟着地，重心随屈膝前移，右腿随之蹬直，转换成左弓蹬步，膝盖与脚尖方向一致；同时双手握空拳，随着向前迈步而上提至腰间，并随重心前移而向前推出约与肩平，与肩同宽，拳心朝前，稍作停顿后突然屈腕如鹿蹄奔腾，目视前方。

2）身体重心向后移，左膝伸直，右腿屈膝，全脚着地，同时低头、收腹、弓背，双臂随之内旋，两掌背相对、前伸，同时空拳转变为鹿角。

3）身体重心前移，上身挺起，同时右腿伸直，左腿屈曲，成左弓蹬步，松肩沉肘，双臂外旋，鹿角转换为空拳，拳心向前，目视前方。左脚内扣收回，双脚成开立步，双手空拳变掌，落于身体两侧，目视前方。

4）本式动作左右连贯、交替重复数次后，双手自然下垂于身体两侧，目视前方。

熊戏

第一式：熊运

1）站立位，两脚分开，在同一水平线上，距离约与肩同宽，两臂自然下垂，全身放松；双手握空拳为熊掌，拳眼相对，屈肘下垂，贴于腹前肚脐两侧天枢穴部位，目视双掌。

2）含胸松腰，以腰、腹部为轴，保持下半身中正，上半身向右侧倾斜，按顺时针方向做摇晃，双掌伴随着上半身摇晃，先后经右下腹、右肋部、上腹部、左肋部、左下腹部画圈，双眼伴随着身体的摇晃环视。

3）双手握空拳为熊掌，拳眼相对，屈肘下垂，贴于腹前肚脐两侧天枢穴部位，目视双掌。

4）本式动作左右连贯、交替重复数次后，双手自然下垂于体侧，目视前方。

第二式：熊晃

1）站立位，两脚分开，在同一水平线上，距离约与肩同宽，两臂自然下垂，全身放松；双掌变为熊掌，身体重心倒向右腿、右脚，左髋随之上提，带动左脚上体提离地，同时左脚屈膝上抬，目视前方。

2）身体重心向左前方移，左脚向左前方迈步，身体放松向下自然落步，全脚掌着地、踏实，脚尖朝前，右腿蹬直呈弓步；身体向右转，同时重心前移，肘关节屈曲撑圆成弓形，左臂内旋、前靠，左拳向前摆至左膝前上方，拳心偏左，右拳摆至身体后侧，拳心朝后，头稍稍抬起，目视左前方。

3）身体向左转，重心后移右腿，右腿屈膝，同时左腿稍伸直，拧腰晃肩，带动双臂做前后弧形摆动，右拳摆动至身体前上方，拳心向下，此时左拳摆至身体后方，拳心朝后，目视左前方。

4）身体再转向右侧，重心前移，左腿屈曲，右腿伸直，肘关节屈曲撑圆成弓形，左臂内旋、靠前，摆至左膝前上方，拳心朝左，右拳摆至身体后侧，拳心朝后，目视左前方。

5）本式动作左右连贯、交替重复数次后，双手自然下垂于体侧，目视前方。

猿戏

第一式：猿提

1）站立位，两脚分开，在同一水平线上，距离约与肩同宽，两臂自然下垂，全身放松；双手从身体两侧移至体前，五指分开向外拨，然后迅速捏拢、曲腕变为猿钩。

2）两前臂屈肘，带动"猿钩"在体前上提至胸部，同时两脚脚跟提起，双肩耸起、缩脖、收腹、提肛，成提踵态；然后头微向前伸，向左缓慢转动，目视身体左侧；同时配合呼吸，上提时缓慢深吸气，转头时自然呼吸；练习过程中耸肩、缩脖、收腹、提肛、提踵等动作，一气呵成，舒适到位。

3）头由左侧转正时，脖子自然上伸，松肩下沉，松腹，落肛，两脚跟缓慢着地，两猿钩变掌下按，掌心向下，收于身体两侧，同时目视前方；配合呼吸，下按时呼气，转头时自然呼吸。

4）本式动作左右连贯、交替重复数次后，双手自然下垂于身体两侧，目视前方。

第二式：猿摘

1）站立位，两脚分开，在同一水平线上，距离约与肩同宽，两臂自然下垂，全身放松；重心倒向右侧，收左脚，变丁字步，左脚向左后方退一步，转为右弓步，同时右掌向右前方伸出，掌心朝下，左掌变猿钩收至左侧腰部，目视右掌。

2）身体重心后移，重心落于左脚踏实，右脚收回到左脚内侧，前脚掌着地，屈曲下蹲，化为右丁字步；同时右掌向下经腹前向左上方画弧至头部左侧，眼随手走，掌心向内；头先随右掌转向左侧，再快速转头至右前上方，稍做注视，如同灵猴发现了右边树梢上的仙桃一般。

3）右前臂内旋带动右掌，掌心向斜后方，沿着身体左侧斜方推出右掌，目视右掌；身体重心移向右腿，右腿绷直向上，随之左腿蹬直，抬起左脚脚跟，脚尖点地；同时随身体向右转动，右掌自右下方画弧、展开，左猿钩变掌，向前上方画弧伸举、展开后，迅速屈腕、捏钩成采摘状；同时右掌由右下方迅速屈腕、捏钩，掌心向下，稍低于左手猿钩，头稍向上抬，目视左手。

4）左手猿钩变掌，将拇指屈曲微握于掌心，右手变掌，随着身体重心下落、后移而自然收回；重心后移收回的同时，左腿屈曲下蹲，右脚收至左脚内侧，前脚掌着地，变回右丁步，同时左臂屈肘随身体左转，回至头侧方，由拳变掌，掌心向上，掌指自然分开，指向后方；右掌掌心朝前，随身体左转的同时向左前画弧收至左肘部，掌心向上托起，并目视左掌，犹如托起桃子一般。

5）本式动作左右连贯、交替重复数次后，呈站立位，两脚分开，与肩同宽，全身放松，双手自然下垂于体侧，目视前方。

鸟戏

第一式：鸟伸

1）站立位，两脚分开，在同一水平线上，距离约与肩同宽，两臂自然下垂，全身放松；双腿微微屈膝下蹲，重心下落，双掌交叠置于腹前，指尖向前，相叠后左右手的位置可随个人的习惯而定。

2）相叠的双掌向上举至头部前上方，手臂自然伸直，掌心向下，手指朝前；同时配合呼吸，双掌上举时吸气，身体随之缓缓站立微前倾，提肩、塌腰、挺胸，目视前方。

3）双腿屈曲下蹲，重心下落，同时交叠的双掌缓慢下按至腹前，配合呼吸，双掌下按时呼气，目视双掌。

4）身体重心移向右侧，收左脚，右腿向上蹬直，左腿向后上方抬起、伸直，同时交叠的双掌向身体两侧分开，掌变为鸟翅，并向身体两侧后方自然地展开，掌心向后上方，伸颈、抬头、挺胸、塌腰，目视前方。

5）左脚自然回落，与肩同宽，双腿微微下蹲，双鸟翅变掌，置于腹前相叠，指尖朝前，目视双掌，相叠后左右手的位置可随个人习惯而定。

6）本式动作左右连贯、交替重复数次后，双手自然下垂于体侧，目视前方。

第二式：鸟飞

1）站立位，两脚分开，在同一水平线上，距离约与肩同宽，两臂自然下垂，全身放松；身体重心微微下落，双膝屈曲，双掌变成鸟翅状，掌心相对，收于腹前，目视双掌。

2）右腿蹬直，重心上起，独立站立，左腿屈膝上抬，小腿自然下垂，左脚尖稍内扣绷直；同时双臂外展成翅状，经由腹前沿体两侧向上举起，掌心向下，约与肩同高，肩膀放松，上举动作舒适缓慢，配合呼吸，上举时吸气，目视前方。

3）左脚下落，脚尖点地，至右脚旁，同时双膝屈曲，双掌掌心相对，回落合于腹前，配合呼吸，下落时呼气，目视双掌。

4）右腿蹬直，重心上起，独立站立，左腿屈膝上抬，小腿自然下垂，左脚尖稍内扣绷直，同时双臂外展成翅状，经由腹前沿体侧向上举至头顶上方，掌背相对，指尖向上，配合呼吸，上举时吸气，目视前方。

5）左脚下落于右脚旁，全脚着地，且双腿微屈曲，双掌变为鸟翅回落于腹前，掌心相对，配合呼吸，下落时呼气，目视双掌。

6）本式动作左右连贯、交替重复数次后，呈站立位，两脚分开，与肩同宽，全身放松，双手自然下垂于体侧，目视前方。

三、六字诀

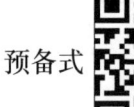

预备式

本功法均以预备式作为基础,每变换一个字都以预备式为起。练功时,预备式的练习时间可以稍长,多去体会松静自然之感。

1)自然松静站立,全身放松,两脚分开,与肩同宽。

2)头正颈直,百会虚领,双目轻闭,唇齿轻合,舌抵上腭,似笑非笑。

3)沉肩坠肘,虚腋悬腕,两臂自然下垂于体侧。

4)含胸拔背,松腰蓄腹,双膝微屈,轻提肛门。

5)默想全身放松,站立至呼吸平稳。

"嘘"字诀养肝

发音:嘘(读 xū),属牙音。

口型:发音吐气时,唇齿微开,嘴角后引,口唇微微用力拉"扁",槽牙上下平对,中留缝隙,舌尖放平,舌体微微后缩,槽牙与舌边亦有空隙。发声吐气时,气从槽牙间、舌两边的空隙中呼出。

1)两手松开,掌心向上,小指位于腰间,目视前下方。右掌由腰间缓缓向左侧穿出，缓慢向左转动90°。右掌向左侧穿至右上肢伸直，但不要用力绷直，同时发出"嘘"字音；右腕背大约与肩同高时，穿掌停止；两眼在穿掌过程中渐渐圆睁，目视右掌伸出方向。

2）右掌沿原路收回腰间，同时身体缓慢转回正前方；身体右转动方法同左转动相似，只是方向相反。

3）如此左右穿掌各3遍，本式共吐"嘘"字音6次。

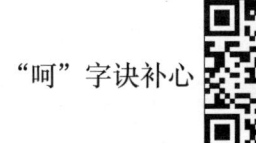

"呵"字诀补心

发音：呵（读 hē），属舌音。

口型：发声吐气时，唇齿微张，舌体微微后缩并上拱，舌体后部两边轻贴上臼齿，气从舌与上腭之间缓缓而出。

1）接嘘字诀最后一动。吸气，同时两掌小指轻贴腰际微上提，指尖朝向斜下方，目视前下方。随即屈膝下蹲，同时两掌缓缓向前下方约45°方向插出，两臂微屈，目视两掌。

2）屈肘收臂，两掌小指一侧相靠，掌心向上，成"捧掌"，约与肚脐相平，目视两掌心。

3）两膝缓缓伸直，同时屈肘，两掌捧至胸前掌心向内，两中指约与下颌同高，目视前下方。

4）两肘外展，约与肩同高；同时，两掌内翻，掌指朝下，食指、中指和无名指背相靠。然后，两掌缓缓下插，目视前下方。

从插掌开始，口吐"呵"字音。

5）两掌下插至肚脐前时，两掌稍向内上提，然后，微屈膝下蹲；同时，两掌内旋外翻，掌心向外，缓缓向前拨出，至两臂撑圆，两掌心大约与肩同宽，目视前下方。

6）两掌外旋内翻，掌心向上，两肘弯曲内收于腹前成"捧掌"，目视两掌心。

7）两膝缓缓伸直，同时屈肘，两掌捧至胸前，掌心向内，两中指约与下颌同高，目视前下方。

8）两肘外展，约与肩同高；同时，两掌内翻，掌指朝下，掌背相靠。然后两掌缓缓下插，目视前下方。从插掌开始，口吐"呵"字诀。

9）然后再重复第5）～8）式4遍。本式共吐"呵"字音6次。

"呼"字诀健脾

发音：呼（读 hū），属喉音。

口型：发声吐气时，唇齿张开，舌两侧上卷，口唇撮圆前伸，气从喉出后，在口腔中形成一股中间气流，经撮圆的口唇呼出。

1）微屈膝下蹲，膝关节屈后大约成120°，掌心向内对肚脐，指尖斜相对，五指自然张开，两掌心间距大约与肩同宽，目视前下方。

2）两膝微伸直，但不要用尽力绷直；同时，两掌缓缓向肚脐方向合拢,至肚脐前约 10 厘米,两掌合拢时保持与肚脐同一水平的高度。

3)微屈膝下蹲,同时,两掌向外展开至两掌心间距与掌心至肚脐距离相等,两臂成圆形,并口吐"呼"字音,目视前下方。膝下蹲和两掌向外展同时进行,两掌外展时保持与肚脐同一水平的高度。

4)两膝缓缓伸直,同时,两掌缓缓向肚脐方向合拢

5)然后重复第 3)~ 4)式 5 遍。本式共吐"呼"字 6 次。

"呬"字诀润肺

发音:呬(读 sī),属齿音。

口型:发音吐气时,牙齿合拢,口唇微张,上下切牙相对,留有狭缝,舌尖放平并轻抵顶下齿上部,嘴角微微后引,气从齿间出。

1)两掌自然下落,掌心向上,十指相对,目视前下方。

2)两膝缓缓伸直,同时,两掌缓缓向上托至胸前,约与两乳同高,目视前下方。

3)两肘下落,夹肋,两手顺势立掌于肩前,掌心相对,指尖向上。两肩胛骨向脊柱靠拢,展肩扩胸,藏头缩项,目视前斜上方。

4)微屈膝下蹲,两上肢向前平抬起,手腕大约与肩同高,同时松肩伸项,两掌缓缓向前平推逐渐转成掌心向前亮掌,同时口

吐"呬"字音，目视前方。

5）两掌外旋腕，转至掌心向内，指尖相对，腕间相距大约与肩宽。

6）两膝缓缓伸直，同时屈肘，两掌缓缓收拢至胸前约10厘米，指尖相对，目视前下方。

7）两肘下落，夹肋，两手顺势立掌于肩前，掌心相对，指尖向上。两肩胛骨向脊柱靠拢，展肩扩胸，藏头缩项，目视斜前上方。

8）微屈膝下蹲，同时，松肩伸颈，两掌缓缓向前平推逐渐转成掌心向前，并口吐"呬"字音，目视前方。

9）然后重复第5）～8）式4遍。本式共吐"呬"字音6次。

"吹"字诀强肾

发音：吹（读 chuī），属唇音。

口型：发音吐气时，舌体、嘴角后引，智齿相对，两唇向两侧拉开收紧，前面形成狭隙，气从喉出后，从舌两边绕舌下，经唇间狭隙缓缓而出。

1）接呬字诀最后一动。两掌前推，随后松腕伸掌，指尖向前，掌心向下。

2）两臂向左右分开成侧平举，掌心斜向外，指尖向外。

3）两臂内旋，两掌向后划弧至腰部，掌心轻贴腰眼，指尖斜向下，目视前下方。

4）微屈膝下蹲，同时两掌向下沿腰骶、两大腿外侧下滑，后屈肘提臂环抱于腹前，掌心向内，指尖相对，约与脐平，两掌心相距与肩同宽，目视前下方。两掌从腰部下滑时，口吐"吹"字音。

5）两膝缓缓伸直，同时，两掌缓缓收回，轻抚腹部，大拇指指尖稍向上，其余四指指尖斜向下，虎口相对，目视前下方。

6）两掌沿带脉向后摩运。

7）两掌至后腰部，掌心轻贴腰眼，指尖斜向下，目视前下方。

8）微屈膝下蹲，同时两掌向下沿腰骶、两大腿外侧下滑，后屈肘提臂环抱于腹前，掌心向内，指尖相对，约与脐平，目视前下方。

9）然后重复第5）～8）式4遍。本式共吐"吹"字音6次。

"嘻"字诀理三焦

发音：嘻（读 xī），属牙音。

口型：发音吐气时，牙齿全拢，口唇微张。舌尖放平并轻抵下齿中部，嘴角略后引并上翘，上下门牙对齐,臼齿上下平对咬合，呼气时使气从臼齿边的空隙中经过。

1）接吹字诀最后一动。两掌环抱自然下落于体前，目视前下方。两掌内旋外翻，掌背相对，掌心向外，指尖向下，目视两掌。

2）两膝缓缓伸直，同时，提肘带手，经体前上提至胸。随后，两手继续上提至面前，分掌、外开、上举，两臂成弧形，掌心斜向上，目视前上方。

3）屈肘，两手经面部前回收至胸前，约与肩同高，指尖相对，掌心向下，目视前下方。然后，微屈膝下蹲；同时，口吐"嘻"字音，两掌缓缓下按至肚脐前。

4）两掌继续向下，向左右外分至左右髋旁约15厘米处，掌心向外，指尖向下，目视前下方。

5）两掌掌背相对合于小腹前，掌心向外，指尖向下，目视两掌。

6）两膝缓缓伸直，同时，提肘带手，经体前上提至胸。随后，两手继续上提至面前，当上臂提至与地面大致平行时，上臂固定，再行分掌、外开、上举，两臂成弧形，掌心斜向上，中指指尖大约与头顶同高，目视前上方。

7）上臂保持与地面大致平行，屈肘，两手经面部前回收至胸前，约与肩同高，指尖相对，掌心向下，目视前下方。然后微屈膝下蹲，同时口吐"嘻"字音，两掌缓缓下按至肚脐前，目视前下方。

8）两掌顺势外开至髋旁约15厘米，掌心向外，指尖向下，目视前下方。

收功

两手翻掌，手心朝内，缓缓收回，虎口交叉相握，置于脐上，两目轻闭，默念收功，并轻揉肚脐，顺时针 6 圈，逆时针 6 圈，然后两手松开，两臂自然垂于身体两侧，目视前下方。

【注意事项】

1）按照五行相生的顺序（木、火、土、金、水），练习的顺序应该是"嘘—呵—呼—呬—吹—嘻"。

2）六字诀练习，每个字做 6 次，三十六次为一"小周天"。

3）每天何时练功，练功时间长短，依据具体情况自行安排，总体原则是以自己舒适为度，当出现不适感时应立即停止练功。

4）练功时，最好依据不同时间段面向不同方向进行练功，但也不必拘泥。早晨面向东方，夕阳西下面向西方，午时面向正南，子夜面向正北。

5）情绪激动不宜练功，过饥过饱及酒后不宜练功。

6）动作要始终缓慢舒展，待练习熟练之后，也不必着意动作以及呼吸，要顺其自然，气与意行。

第三节　自我按摩

自我按摩是一种行之有效的保健养生延年之法，有"开通闭塞，导引阴阳"的功效。

一、摩面理发

摩面理发有助于头面部气血通畅，长期坚持能使人头发不白、耳不聋，面部有光泽。

【具体方法】

早晨刚起床时，用双手向上提拉两耳，并牵拉鬓发；然后摩擦手掌使之发热后，摩擦面部，从上至下，反复14次。

二、叩齿吞津

口中津液自古拥有很多美称，如"醴泉""玉泉"等。中医理论认为口中津液化生于肾精，吞津能"补虚劳，令人丁壮有颜色。"每天早晨叩齿吞津，可使人身体强壮、和颜悦色，还可以使牙齿牢固、预防龋齿。

【具体方法】

1）早晨未起床时，用舌头来回舔舐唇口和齿表，从内至外、从左至右、先上后下，逐渐使唾液存满口腔。

2）用唾液漱口后分3次缓缓咽下，再以下齿叩击上齿14次。这样反复3次，名为练精。

三、熨目

熨目又名拭目、摩目、摩眼、揉眼，对眼睛保健、缓解视疲劳、预防眼疾很有效果。

【具体方法】

早晨起床后，两手互相摩擦使之发热后，用热手掌熨两眼，反复3次，然后拭摩两眼。

四、鸣天鼓

鸣天鼓可刺激耳部穴位，具有聪耳明目、补肾固肾的功效。

【具体方法】

两手掌心互相搓热后，紧按两耳外耳道，两手的食指搭在中指上，然后向脑后枕骨轻轻叩击，发出像敲鼓一样的声音。

第四节 静 坐

静坐，用一句话概括就是"静坐无法，静心静虑"。中医的静坐以调和心性、治疗身体为主要目的，其核心内容是增强体质、保持健康、预防疾病以及延年益寿。

【具体方法】

1）端坐在椅子上，或靠着椅背，选择自己舒服的坐姿。

2）眼睛平视前方，含胸拔背，头部上顶，下颌微收，牙齿微着，放空自己，内心平静，手随意地放到腿上。

3）心无杂念，静坐15～30分钟后，收功。

【注意事项】

1）静坐的场地需要是封闭的环境。

2）不过分强调坐姿，不过分恪守时间，不刻意要求环境，总以身体耐受、顺其自然为前提。

3）不建议听音乐，要做到真正安静，不受外界干扰。

4）过饥过饱时不要静坐，否则会影响气机的运行。

5）情绪激动的时候也不要静坐。

6）静坐前，应排二便。

7）静坐后不要洗手、洗脸，因为静坐时人的经络穴位是打开的，静坐后立即碰水很可能会有寒气和湿气进入体内。

第五节　外治疗法

一、足浴疗法

足浴疗法是用热水或药液洗脚以治疗疾病的一种方法，能够促进血液循环、解除疲劳、促使入睡，治疗失眠、遗精等疾病。五脏六腑在脚上都有相应的投影，洗脚时不断按摩足趾、足心，能防治多种疾病。足大趾是肝脾两经通路，可疏肝健脾，增进食欲。第4趾属胆经，能防治便秘和胁痛。足小趾属膀胱经，能治疗小儿遗尿。足心是肾经涌泉所在，能治疗肾虚体亏。足浴疗法可分为用热水洗足及用药液洗足两种。

1. 热水洗足法

取清水加热到42℃～45℃，倒入木桶内或瓷盆内。正坐，脱去鞋袜，赤足在热水中洗浸，每次8～10分钟，每晚睡前1次。如果水温太高，可适当加冷水，也可待热水温度稍低时再洗。总之，水温要以自身能够耐受的程度为宜。

2. 药液洗足法

根据不同情况选择适当方药。将药物加水煎煮，或用热水溶解药物，然后将药液倒入木桶或瓷盆内，将双脚放入药液中浸洗。每日1～3次，每次10～15分钟。

【注意事项】

1）掌握好水温，不要太热，避免烫伤。

2）老人、儿童和生活不能自理的人，洗脚时要有人帮助，以免发生意外。

3）用药液洗脚时，药物的选择要适当，药物的性能要与疾病相适应。有强烈刺激性和腐蚀性的药物不应用作外洗药液。

4）在用此法时，还可配合其他疗法同时进行。

二、药浴疗法

药浴疗法是在水中加入一定的药物，然后沐浴的一种方法。要先辨明病情，根据病情需要选定药物。加工制备的药液有盐水、苏打水、松枝水、硫磺水、高锰酸钾水、中药煎液等。

用水将药物稀释成合适的浓度，并加热至需要的温度，注入浴盆内备用。在药液中沐浴15～30分钟，浴毕，用温清水冲洗，再用干毛巾拭干，穿好衣服。

【注意事项】

1）药浴前，要测量水温，避免烫伤。

2）用药水浴时，要针对病情用药，对皮肤有刺激性和腐蚀性的药物应避免使用。同时测试水温，过热过冷均不适宜。

3）儿童、老人和病情较重者，沐浴时要有人看护，避免烫伤、着凉或溺水。

4）恐水症、皮肤破损出血及内脏出血者禁用此法。心力衰竭、呼吸衰竭、肾衰竭及一切需要绝对卧床休息的疾病，均不宜用药浴疗法。

三、热熨疗法

热熨疗法是用中药或其他传热的物体，加热后用布包好，放在人体一定的部位上，做来回往返或旋转的移动进行治疗的一种方法。

熨法通过使特定部位皮肤受热或借助热力逼药气进入体内，起到舒筋活络、行血消瘀、散寒祛邪、缓解疼痛等作用。因用材不同，热熨疗法又分砖熨、盐熨、药熨等。热熨疗法主要用于偏寒性的病证。

【注意事项】

1）在寒冷季节做热熨疗法时，应当注意室内温度，以防着凉感冒。

2）为防止烫伤皮肤，一般以自身可忍受而不烫伤皮肤为度。

3）对患有高血压、心脏病者，应当逐渐加温，剧热易导致病情恶化。

4）要经常检查熨物的温度，熨包是否破漏，皮肤是否有烫伤、擦伤等。

5）热熨疗法后当避风保暖，静卧休息。

四、熏蒸疗法

熏蒸疗法，是利用药物加水煮沸后所产生的热蒸汽熏蒸患处，以治疗疾病的一种方法（一般先用药液蒸汽熏，待药液温时再淋洗或浸泡）。用于手、足部位的病痛，主要以砂锅、盆等为容器；若肘、膝部位的病痛，则以瘦高的木桶为宜。

熏蒸疗法借助药力和热力，通过皮肤作用于机体，促使腠理疏通、脉络调和、气血流畅，能够促进机体的新陈代谢，祛除病邪，是内病外治、发汗而不伤营卫的好方法。

【注意事项】

1）熏蒸药不可内服。

2）煎药时所加清水应适量，不可太多或太少。太多则药液浓度太低，太少则热量释放不足，均会影响疗效。

3）在熏蒸过程中，要注意补充水分，不可排汗过多。

4）蒸疗室不需太大，$2.5m^3$左右即可，要有通风窗，以调节室温。

5）在熏蒸局部时，注意避免烫伤周围皮肤。

6）熏洗后即用干软毛巾擦拭患部，并注意避风。

7）熏洗疗法可酌情与其他疗法配合使用，以增加疗效。

五、刮痧疗法

刮痧疗法是以中医学理论为指导，用光滑硬物器具钝缘蘸取介质，根据不同的疾病，在人体体表特定的经穴部位进行有规律的刮拭，从达到防病治病的一种外治疗法，具有操作简单、安全有效、易学易用、经济实用、适应证广等特点。中医学认为刮痧疗法有调节阴阳、调理脏腑；活血化瘀、消肿止痛；祛邪解表；健脾和胃、理气消积；增强正气、抵御外邪等作用。

1. 刮具

刮痧使用的刮具经济便宜、取材方便，可使用的刮具很多，如铜器、银器、檀香木、沉香木、瓷碗、陶瓷调羹、木梳背、贝壳、水牛角或玉质刮痧板等。

2. 刮痧介质

刮痧时使用的介质多为油性剂，在刮痧板与皮肤间起润滑作用。常用的有香油、菜油、茶油、红花油和刮痧专用活血剂。红花油和刮痧专用活血剂在加工过程中加入了中药，可以发挥中药的各种药效，因此可增强刮痧的治疗效果。

3. 刮痧方法

一般来说，刮痧方法分持具操作和徒手操作。其中持具操作有刮痧法，徒手操作有揪痧法、扯痧法、挤痧法、拍痧法等。

（1）刮痧法

分直接刮法和间接刮法。

1）直接刮法：是指在待刮部位均匀地涂上刮痧介质以后，直接用刮痧板贴着患者皮肤反复进行刮拭，直至皮下出现痧痕为止。

2）间接刮法：是指先在待刮部位放置一层薄布，然后用刮痧板在布上进行刮拭。此刮法可保护患者皮肤，多适用于儿童、年老体弱者。

（2）揪痧法

在施术部位涂上刮痧介质后，术者五指屈曲，用食指、中指的第2指骨间关节对准揪痧部位，揪起皮肤，提至最高处时，两指同时快速拧转皮肤，再松开；如此提放，反复进行5～6次，可听到声响，直至被揪部位出现痧点为止。

（3）扯痧法

在施术部位涂上刮痧介质后，术者用拇指、食指两指或用拇指、食指、中指三指提扯患者皮肤，反复进行5～6次，至出现痧点为止。此法主要用于头面部、颈项部、背部的穴位。

（4）挤痧法

在施术部位涂上刮痧介质后，术者用拇指、食指两指用力挤压患者皮肤，如此反复多次，直至挤出痧痕为止。

（5）拍痧法

术者用虚掌或刮痧板拍打施术部位直至出痧，一般适用于痛痒、麻胀的部位。

六、艾灸疗法

灸法是利用某些易燃材料或某些药物点燃后产生的温热等刺激，达到防治疾病目的的一种外治法。灸法主要适用于寒湿证、正气虚的人。大多数灸法是以艾叶为主要原料，故又称为"艾灸"。

艾叶具有温经散寒、祛风活血、通痹止痛等作用。艾叶以陈久耐燃者为佳，具有下列优点：气味芳香、易于燃烧、火力温和，其温热能渗透皮肤，达到组织深部。古时多用艾炷，直接置于肌肤之上燃烧，使温热力直透肌肤，疗效甚佳，但易生灸疮，即"瘢痕灸法"。现代临床有隔姜灸、隔盐灸、隔蒜灸、隔附子饼灸等，还有一种将药末掺入艾绒的灸法，如太乙神针灸、雷火神针灸等各种间接灸法。自我保健常用的有艾炷灸、艾条灸。

1. 艾炷灸

用艾绒制成的圆锥形小体称艾炷。艾炷分大、中、小3种。大艾炷高1cm，炷底直径0.8cm，重约0.1g，可燃烧3～5分钟；中艾炷为大艾炷的一半；小艾炷如麦粒样。每燃烧一炷，即为一壮。艾炷的大小、壮数的多少因人而异，少者每次数壮，多者每次数百壮。艾炷灸可分为直接灸和间接灸。

（1）直接灸

指用艾炷直接置于穴位上施灸，分为瘢痕灸和非瘢痕灸。在穴位上涂敷蒜汁或凡士林，取艾炷黏附其上，用线香点燃施灸，或灸至皮肤起疱，每穴可灸7～9壮，此为瘢痕灸；或烧至皮肤有灼痛感时，即去掉换炷再灸，每穴一般灸3～5壮，此为非瘢痕灸。

（2）间接灸

又称"间隔灸""隔物灸"，指在艾炷与腧穴之间，隔垫上某种物品再施灸。在施灸过程中，若觉灼痛难忍，则换炷再灸，也可提起间隔物，稍停热减后再放回原处。根据间隔物不同，可用于多种病症。

1）隔姜灸：取约0.3cm厚的鲜生姜片，用针穿若干小孔，放于穴位上，置艾炷于姜片上点燃施灸。适用于风寒湿痹病及肾虚腰痛、关节酸痛等。

2）隔蒜灸：将独头大蒜切成0.3cm的蒜片，用针穿若干小孔，放在穴位或病变部位，再把艾炷置于蒜片上点燃施灸。此法具有消肿止痛、拔毒散结的作用。

3）隔盐灸：适用于神阙穴（即肚脐中心），故又称"神阙灸"。取干净白盐或经炒后的白盐将脐孔填平，上置艾炷施灸；也可将姜片或葱片敷盖盐上，再置艾炷施灸，以防食盐遇热而爆，发生烫伤。此法有祛寒定痛的功效。

2. 艾条灸

艾条灸是用纸包裹艾绒卷成圆柱形的艾条，一端点燃，将点燃的艾条悬于施灸部位之上的一种灸法。由于操作形式不同，分为温和灸、回旋灸和雀啄灸3种。

（1）温和灸

点燃艾条，悬于施灸部位上约3cm处，固定不移，灸至皮肤稍有红晕即可。一般灸5～10分钟。能温通经脉、散寒祛邪，适用于灸治各种痹病。

（2）回旋灸

点燃艾条，悬于施灸部位上约3cm处，做划圈式或左右往返移动，使患者皮肤有温热感而不致于灼痛，灸至局部皮肤发红为止。适用于患病部位较大的风湿痹痛、软组织劳损及神经性麻痹等。

（3）雀啄灸

点燃艾条，悬于施灸部位上约3cm处，上下移动艾条，如麻雀啄食样的熏灸，灸至局部皮肤红润为止，适用于需要较强火力灸治的疾病。

【注意事项】

1）施灸的程序一般是：先灸上部、后灸下部，先灸阳经、再灸阴经；就壮数而言，施灸壮数宜先少后多；就大小而言，先灸艾炷小者而后灸大者。

2）施灸时，艾炷的大小、壮数、灸法所用时间长短等，应根据个人的体质、病情、部位而定。初病、体壮、背腰背腹部，壮数宜多，艾炷宜大；久病、体弱、妇女、老幼、胸腹四肢，壮数宜少，艾炷宜大；沉寒痼冷宜大艾炷多壮。对肢体麻木或感觉迟钝的患者，勿过量施灸，以避免烧伤。颜面部、大血管、关节及肌腱处不可用瘢痕灸。

3）施灸后，皮肤多有红晕灼热感，若灸后起疱，小者自行吸收，大者可用消毒针头穿破，放出液体，外敷消毒纱布固定即可；若出现皮肤过敏者，可对症处理治疗。

4）在施灸过程中，应谨慎用火。

第六节　音乐疗法

中医的音乐疗法即五音疗法，就是将中医传统的阴阳五行理论和五音对应，用角、徵、宫、商、羽5种不同音调的音乐，对应五脏的生理节律和特性，结合人的体质来促进脏腑功能和气血循环的协调。

五音分属五行，通五脏，具体对应关系如表5-1所示。

表5-1　五音与五行的对应关系

五音	五行	五脏	音调
角	木	肝	3
徵	火	心	5
宫	土	脾	1
商	金	肺	2
羽	水	肾	6

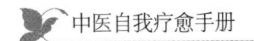

一、木乐

以角调为基本,风格悠扬,生机勃勃,象征春天万木皆绿,曲调亲切爽朗、舒畅调达,具有"木"之特性。角音入肝,对中医肝功能系统具有调节作用,尤其是对胁肋疼痛、胸闷、脘腹不适等肝郁不舒的诸多症状作用尤佳。

角调匹配木型人,为少阴之人。性格多愁善感,对人生比较悲观,认识事物的能力强,钻研学问,具有才华。木型人大多优柔寡断,沉默寡言,有时让人难以亲近。由于木型人阴气偏重,阳气不足,建议配合用角调乐或宫调乐来调节阴阳。

二、火乐

以徵调为基本,旋律热烈欢快、活泼轻松,风格像火一样升腾,具有"火"之炎上的特性。徵音入心,对中医心功能系统具有调节作用,尤其是对血脉瘀阻的各种心血管疾病疗效显著。

徵调匹配火型人,火型人属太阳之人,性格开朗,乐观,反应敏捷,积极主动,志向远大,即使失败也不易后退。但容易急躁冲动,自制力不强,甚至控制不了自己。火型人阳气过多,阴气不足,应配合听羽调式音乐,调和阴阳,避免阳气过剩而导致的一系列疾病和情绪上的失控。

三、土乐

以宫调为基本,风格悠扬沉静、醇厚庄重,给人"土"般宽厚结实的感觉。宫音入脾，对中医脾胃功能系统具有调节作用，可以促进消化系统功能，滋补气血，旺盛食欲，同时能够安定情绪。

宫音匹配土型人，即阴阳平和之人。其为人态度和顺可亲，观察事物逻辑分明，易听取别人的意见，乐于助人，但性情略为保守。可以多听宫调乐，使身心更为健康。

四、金乐

以商调为基本，风格高亢悲壮、铿锵雄伟，肃劲嘹亮，具有"金"之特性。商音入肺，对中医肺功能系统具有调节作用，可以增强呼吸系统的功能，改善卫气不足的状况，从而增强机体抵御疾病的能力。

商调匹配金型人，又称少阳之人。金型人意志坚定，性格开朗，独立意识强，判断是非能力、组织能力、自制能力较强，但有自以为是的倾向。金型人阳气较盛，音乐养生应该以调和阴阳为主，发散阳气，适合听柔和的羽调、角调音乐。

五、水乐

以羽调为基本，风格清纯、清幽柔和、苍凉柔润，具有"水"之特性。羽音入肾，对中医肾功能系统具有调节作用，可以增强肾的功能，滋补肾精，可以缓解阴虚火旺、肾精亏损、心火亢盛而出现的各种症状，如耳鸣、失眠、多梦等。肾精有补髓生脑之功，故羽调式的水乐有益智健脑的作用。

羽调匹配水型人，为太阴之人。性格内向，喜怒不露于表，不喜欢引人注目，心思慎密，谨慎精明，认识事物细致深刻。学问颇好，但含而不露。水型人阴气太重，应用水乐泄其阴气，再以火乐振奋其阳气，从而获得阴阳平衡。

六、五行音乐应用举例

中国音乐学院编制的中国天韵五行音乐是比较符合中医五行理论的一套音乐，每行分阴阳二韵，可用于辨证调养。简要介绍见表5-2。

表5-2 中国天韵五行音乐应用

理论依据	代表曲目	调式	意境	功效	应用
肝属木，在音为角，在志为怒	玄天暖风	阳韵	春风和暖，阳光明媚，万物葱荣	补益肝气，散寒解郁	眩晕耳鸣，夜寐多梦，肢体麻木等
	碧叶烟云	阴韵	春风清寒，绿叶青翠	清肝泻火，平肝潜阳	头晕胀痛，烦躁易怒，面红目赤，失眠多梦
心属火，在音为徵，在志为喜	荷花映日	阳韵	夏日炎炎，荷花清香四溢	补益心阳，养心安神	心悸不安，胸闷气短，失眠多梦等
	雨后彩虹	阴韵	雨后爽洁，彩虹明丽	清心降火，安神定志	心胸烦热，面红口渴等
脾属土，在音为宫，在志为思	黄庭骄阳	阳韵	骄阳似火，湿气尽消	温中健脾，升阳益气	食少腹胀，神疲忧郁，腹泻、脏器下垂等
	玉液还丹	阴韵	清泉润泽，清凉甘甜	清火和胃，清积导赤	胃脘胀痛，内火郁积等

续表

理论依据	代表曲目	调式	意境	功效	应用
肺属金，在音为商，在志为悲	晚霞钟鼓	阳韵	晚霞满天，钟鼓震荡	补益肺气，宽胸固表	喘咳无力，自汗怕风等
	秋风清露	阴韵	秋月清朗，清露寒爽	滋阴清热，润肺生津	干咳少痰，身心烦热等
肾属水，在音为羽，在志为恐	伏阳朗照	阳韵	冬日正午，阳光温暖，寒中见暖	温补肾阳，固精益气	腰膝酸软，畏寒肢冷，滑精阳痿，宫寒带下等
	冰雪寒天	阴韵	冰雪清寒，天地纯净	清心降火，滋肾定志	心烦意乱，眩晕耳鸣，梦遗闭经等

【注意事项】

1）排除各种干扰，使身心沉浸在乐曲的意境之中。

2）某些乐曲兼具 2 种以上的意义和作用，须灵活选用。

3）必须控制音量，一般在 40～60dB，用于安神的可更低些。

下篇

常见不适症状的中医调养

> 「阴平阳秘,精神乃治。」
>
> ——《素问·生气通天论》

在我们日常生活当中都会遇到身体不舒服的情况，比如突发胃痛、腹泻、感冒等。作为身体的主人，我们有责任对这些问题有一个相对正确的认知。那么就请耐心阅读下面的文字吧，当读懂了之后，再遇到相应的不舒服，就可以做到心中有数、不会病急乱投医。我们在每一个常见症状后面都附上了一些简单实用的食疗方案，可以根据自己的实际情况选择使用；并且在每个症状后面也都附上了穴位按摩的方法以及简单的锻炼功法，可以通过自我按摩穴位缓解身心不适，或者功法锻炼来改善健康。书中还附赠常见不适症状取穴速查图谱，有助于读者准确找到穴位。

第六章

护心养心篇

第一节 心 悸

心悸是指自觉心脏快速跳动，惊慌不安，不能自主的一种情况。中医理论认为心悸发生的主要原因是外感或内伤导致气血阴阳亏虚，心脉失养，或痰饮瘀血阻滞，心脉不畅。从现代医学的角度来看，心悸可以出现在各种心律失常、器质性心脏病、心脏神经症、贫血、甲状腺功能亢进以及各种原因引起的发热、低血压等疾病中。如频繁出现心悸或心悸加重，请及时就医，以下方法可作为辅助调养。

一、饮食疗法

【常用材料】

龙眼肉，大枣，猪心，鸡肉，黄花鱼，酸枣仁，柏子仁，百合。

【应用举例】

（1）龙眼肉粥（《药粥疗法》）

组成：龙眼肉 15 克，红枣 3 枚，粳米 50 克。

用法用量：上药煮粥，空腹食用。

功能主治：养心安神。适用于心血不足所致心悸气短，头晕目眩，面色无华。

（2）补益大枣粥（《圣济总录》）

组成：大枣 7 枚，青粱米 150 克。

用法用量：大枣去核，先煮大枣，去滓；再入米煮粥。

功能主治：养血安神。适用于气血不足所致心悸易惊，少气懒言，失眠健忘，头晕目眩。

（3）乌灵参炖鸡（《天府药膳》）

组成：鸡 1 只，乌灵参 75 克（切片）。

用法用量：乌灵参入鸡腹内，一同煮食之。

功能主治：补脾养心。治心脾两虚所致心悸失眠，面色无华，食欲不振。

（4）豆豉酱猪心（《食医心鉴》）

组成：猪心。

用法用量：猪心洗净，放入锅内，加入清水适量，调入葱、姜、豆豉、面酱、酱油、黄酒，小火炖熟，取出猪心，切片，食用。

功能主治：补心安神。适用于心血不足所致心悸、怔忡。

（5）归姜汤（《医学心悟》）

组成：当归9克，黑姜2克，炒枣仁4.5克，大枣5枚（去核）。

用法用量：水煎服。

功能主治：养血、宁神、止汗。适用于心慌、自汗。

二、按摩推拿

【推荐取穴】内关、神门、百会。

【准确定位】

内关：在前臂掌侧，腕横纹上2寸，掌长肌腱与桡侧腕屈肌腱之间。

神门：在腕部，腕横纹尺侧端，尺侧腕屈肌腱的桡侧凹陷中。

百会：在头部，前发际正中直上5寸。

【推荐手法】

1）点按法：取坐位，用大拇指指腹按揉内关、百会，每穴按揉2分钟左右，按至产生酸麻胀感。

2）指掐法：用指甲掐神门穴，以酸麻为度。

3）擦法：将掌根附着于内关穴处，朝神门方向做快速直线往返运动，以自觉皮肤透热为度，时间3～5分钟。

三、功法锻炼

1. 十二段锦——第一段锦：静坐法

【口诀】闭目冥心坐，握固静思神。

【方法】双腿盘坐，身体正坐，虚领顶劲，腰脊挺直，身不后靠。轻闭双眼，舌抵上颚，手型握固，静心息虑，调匀呼吸，深长呼吸。手型以大指按在中指中节处，四指向手心内握固，静坐10分钟。

【作用机制】静坐调息，可以摒弃心中杂念，在静坐调息的同时，深长呼吸，有助于维持心律的稳定，减轻心慌的自觉症状。

2. 八段锦——第四式：五劳七伤往后瞧

【方法】详见第五章第二节。

【作用机制】五劳七伤往后瞧，五劳指的是心、肝、脾、肺、肾五脏因为劳累过度，或者纵逸过度造成的损伤。七伤指的是喜、怒、思、忧、悲、恐、惊7种不良情绪对五脏造成的损伤。此势中头颈部、手臂、腰脊部的扭转运动，有助于肌肉的拉伸，可以改善头颈部的血液循环，有助于缓解由不良姿势、习惯等造成的头颈部疲劳，对颈椎疾病、身体肌肉僵硬有良好改善效果。

第二节 胸 闷

胸闷是一种主观感觉，即呼吸费力或气不够用。轻者无不适感，重者自觉胸部似乎被石头压住，甚至发生呼吸困难，也可伴随其他症状如胸痛、心悸、喘、灼热感、吐酸水、冒冷汗、恶心、呕吐等。胸闷可能是身体器官的功能性表现，也可能是人体发生疾病的早期症状之一。如胸闷情况出现或胸闷严重，请及时就医。

一、饮食疗法

【常用材料】

薤白，橘皮，陈皮，紫苏叶，桂枝，枳实，枳壳，杏仁。

【应用举例】

（1）薤白粥（《食医心镜》）

组成： 薤白 10～15 克（鲜者 30～50 克），粳米 100 克。

用法用量： 取薤白同粳米煮粥，可供早晚餐温热食。

功能主治： 宽胸，行气，止痛。适用于胸闷不适或心绞痛。

（2）枳橘汤（《医学入门》）

组成： 橘皮 48 克，枳壳 9 克，生姜 24 克。

用法： 水煎服，空腹服用。

功能主治： 适用于胸闷，胸中气塞，短气。

（3）人参汤（《饮膳正要》）

组成：人参 120 克，橘皮（去白）30 克，紫苏叶 60 克，砂糖 300 克。

用法用量：上 4 味，加水 4000 毫升，熬至 2000 毫升，去滓，澄清，任意饮之。

功能主治：顺气，开胸膈，止渴生津。适用于胸闷不适，自汗，口干口渴。

（4）杏霜汤（《饮膳正要》）

组成：粟米（炒）500 克，杏仁（炒）100 克，盐（炒）60 克。

用法用量：上 3 味研极细末拌匀。每日空心白汤调 3 克。

功能主治：顺气，利胸膈，止咳。适用于胸闷、咳嗽。

（5）柏实散（《圣济总录》）

组成：柏子仁、桂枝各等分。

用法用量：上药研为末。每服 4 克，米饮调下，每日 3 次。

功能主治：散寒通痹。适用于胸闷、面色苍白、四肢不温。

二、按摩推拿

【推荐取穴】内关、膻中、极泉、天池。

【精准定位】

内关：在前臂掌侧，腕横纹上 2 寸，掌长肌腱与桡侧腕屈肌腱之间。

膻中：在胸部，前正中线上，平第 4 肋间，两乳之间连线的中点处。

极泉：在腋窝正中，腋动脉搏动处。

天池：在胸部，第 4 肋间隙，前正中线旁开 5 寸。

【推荐手法】

1）点按法：取坐位，用大拇指指端用力按揉内关、极泉、天池，每穴按揉 2 分钟左右，按至产生酸麻胀感。

2）擦法：取坐位或仰卧位，将掌根附着在体表的膻中穴上，以掌根为着力点，做快速直线往返运动，以自觉皮肤透热为度，时间 5～10 分钟。

三、功法锻炼

1. 易筋经——韦陀献杵第二式：横担降魔杵

【口诀】足指挂地，两手平开，心平气静，目瞪口呆。

【方法】

1）左脚开步，与肩同宽，掌趾抓地，膝盖下沉。

2）两手从胸前缓缓向外展开，至两手臂平举，两手掌心向下。同时双脚提踵，足尖点地，大拇趾撑地，此时吸气时胸部扩张，手臂微弯。

3）摒弃杂念，心态平稳，面容放松，似目瞪口呆之貌。此时做定势，调匀呼吸。收势时双臂自然下落，两足落地。反复进行

8～20 次。

【作用机制】韦陀献杵第二式，对手少阳经筋具有梳理作用。对应经络是手少阳三焦经，手少阳三焦经起于小指次指之端，主要分布在上肢外侧中间、肩颈和头面，结束于目锐眦（外眼角）。导引三焦经，可以调节上、中、下三焦的气化功能，疏通体内水液代谢等，有助于使水谷之气畅通全身。

2. 十二段锦——第七段锦：温煦脐轮

【口诀】尽此一口气，想火烧脐轮。

【方法】先吸一口气，注意吸气要深且长，吸气后闭气，心中暗想这口气在身体内向下行进入脐中神阙穴，下丹田处。下丹田即指在脐中以下的一片区域。用意念想象此口气在发热燃烧，而后将此口气缓缓从鼻中呼出。反复做 21 次。

【作用机制】

脐轮又叫神阙穴，是个重要的穴位。神阙穴属任脉，为生命之脐根，中焦、下焦之枢纽，具有调节全身精、气、血的重要功效。温煦脐丹田，有助于形成腹式深呼吸，具有增强脾胃功能，提高身体抵抗力的重要作用。

【注意事项】

1）脐轮，即泛指下丹田之意。丹田为一片区域，而并非局限于一个点。

2）初学者可以用手指触按脐下区域，或者将掌心放在神阙穴或脐下区域，以增强火烧温煦的意念。

第三节 胸 痛

胸痛是临床上常见的症状，发生在颈部以下，胸廓下缘以上的疼痛，都可以称为胸痛。引起胸痛的原因复杂多样，从现代医学的角度而言，主要是胸部疾病所致，如冠心病、主动脉夹层、肺栓塞、胸膜炎等，也可以由其他疾病引起，如带状疱疹、心理疾病等。本节仅介绍慢性胸痛的疗养方法，急性胸痛请尽快就医。

一、饮食疗法

【常用材料】

薤白，橘皮，陈皮，紫苏叶，桂枝，枳实，枳壳，杏仁。

【应用举例】

（1）川芎茶（《简单便方》）

组成： 川芎9克，绿茶3克。

用法用量： 水煎服，当茶饮用。

功能主治： 活血化瘀，通脉止痛。适用于心胸刺痛，痛有定处。

（2）佛手柑粥（《宦游日礼》）

组成： 佛手柑15克，粳米100克，冰糖适量。

用法用量： 将佛手柑洗净加水500毫升，煎煮2分钟，去渣取汁，再加入粳米，文火熬粥。早晚温服。

功能主治： 疏肝理气，活血通络。适用心胸闷痛，痛有定处，

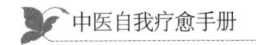

或伴有两胁胀痛，善叹息。

（3）茯苓饼（《本草纲目》）

组成： 茯苓细粉 30 克，米粉 100 克，白糖 30 克。

用法用量： 将茯苓细粉、米粉、白糖加水调成糊状，蒸或煎成饼。做早餐食用。

功能主治： 豁痰宣痹止痛。适用于胸闷重而心微痛，伴有痰多气短，肢体沉重。

（4）人参粳米粥（《食鉴本草》）

组成： 白参末 3 克，冰糖 10 克，粳米 60 克。

用法用量： 将粳米淘净加适量水，大火煮熟后改文火小煮成粥，加入白参末、冰糖，煎煮 2 分钟。早晚空腹服用。

功能主治： 益气养阴，活血通络。适用于心胸隐痛，时作时止。

（5）葱姜粥（《临床食疗配方》）

组成： 干姜 30 克，高良姜 30 克，葱白 50 克，大米 100 克。

用法用量： 将干姜、高良姜装入纱袋中，与大米同煮，粥熟后去药袋，加入葱白煮沸即成。早晚温服。

功能主治： 辛温散寒，宣通心阳。适用于心痛如绞，胸闷气短，伴有手足不温，面色苍白。

二、按摩推拿

【推荐取穴】大陵、内关、劳宫、少冲、膻中。

【精准定位】

大陵：在前臂掌侧，腕横纹中央，掌长肌腱与桡侧腕屈肌腱之间。

内关：在前臂掌侧，腕横纹上 2 寸，掌长肌腱与桡侧腕屈肌腱之间。

劳宫：在掌区，第 2、第 3 掌骨之间，偏于第 3 掌骨。

少冲：在手小指内侧，指甲角侧后方 0.1 寸。

膻中：在胸部，前正中线上，平第 4 肋间，两乳之间连线的中点处。

【推荐手法】

1）点按法：取坐位，大拇指指腹用力按揉劳宫穴、大陵穴、内关穴，每穴按揉 2 分钟左右，按至产生酸麻胀感。

2）摩法：取坐位，坐定后，将右手掌心贴于胸前膻中穴附近闷滞不舒的区域，做顺时针方向的按揉，约 3 分钟。此法可以对心痛胸闷、心前区憋闷不舒者，起到宽胸理气的功效。

3）指掐法：用指甲掐少冲穴，以酸麻为度。

4）擦法：将掌根附着在内关穴，朝大陵穴方向做快速往返运动，以自觉皮肤透热为度。

三、功法锻炼

1. 易筋经——第四式：摘星换斗势

【口诀】只手擎天掌覆头，更从掌内注双眸。鼻端吸气频调息，用力回收左右眸。

【方法】

1）右脚向右前方移步，与左脚形成斜八字，随势向左微侧。

2）屈膝，提右脚跟，身向下沉，右虚步。右手高举伸直，掌心向下，头微右斜，双目仰视右手心。

3）左臂屈肘，自然置于背后。吸气时，头往上顶，双肩后挺。呼气时，全身放松，再反方向锻炼。连续5～10次。

【作用机制】摘星换斗势疏导手少阴经筋，与手少阴心经相对应。手少阴经筋起于手小指，经胸中入肚脐。导引此势可消心下之积病，亦可散腹腔之聚病。

2. 五禽戏——猿戏：猿摘

【方法】详见第五章第二节。

【作用机制】猿戏运动部位侧重心胸，通过不同角度伸展牵拉心胸，伸展疏通心经、小肠经脉，养心健脑。有助于防治如失眠、冠心病、中风、痴呆等心脑血管疾病。

第四节 失 眠

失眠在中医上又称不寐，是指脏腑功能紊乱，阴阳失调，导致不能获得正常睡眠为主要临床表现的一种病证。在现代医学中，失眠是指个体对睡眠时间和（或）质量不满足并影响日间社会功能的一种主观体验。失眠是临床常见症状，也是多种疾病的兼症，若失眠症状较严重应尽快就医，以防贻误了对原发病的治疗。

一、饮食疗法

【常用材料】

酸枣仁，柏子仁，莲子，百合，秫米，猪心，茯苓。

【应用举例】

（1）酸枣仁粥（《饮膳正要》）

组成： 炒酸枣仁30克，粳米100克。

用法用量： 酸枣仁研末，粳米煮粥，临熟时，下酸枣仁末再煮。空腹食用。

功能主治： 宁心安神。适用于失眠，多梦，心烦。

（2）茯苓粥（《太平圣惠方》）

组成： 白茯苓10克，粳米100克。

用法用量： 白茯苓研末，粳米煮粥，半熟时即下茯苓末，候熟。空腹服用。

功能主治：宁心安神。适用于失眠，健忘，心神不宁。

（3）枣仁地黄粥（《罗氏会约医镜》卷七）

组成：酸枣仁 30 克，熟地黄 20 克。

用法用量：加入适量粳米一同煮粥。空腹食用。

功能主治：补血养心安神。适用于烦躁失眠。

（4）柏子仁粥（《粥谱》）

组成：柏子仁。

用法用量：柏子仁捣烂，同适量粳米煮粥。兑入适量蜂蜜，空腹温服，早晚服用。

功能主治：养心安神，润肠通便。适用于失眠健忘兼有便秘者。

（5）莲肉粥（《太平圣惠方》）

组成：莲子粉 15 克，粳米 30 克，红糖适量。

用法用量：上 3 味煮粥。空腹服用。

功能主治：养心安神。适用于失眠，疲倦乏力，面色萎黄、食欲不佳。

二、按摩推拿

【推荐取穴】安眠、百会、神门、印堂。

【精准定位】

安眠：在项部，在翳风和风池连线的中点。

神门：在腕部，腕横纹尺侧端，尺侧腕屈肌肌腱的桡侧凹陷中。

百会：在头部，前发际正中直上5寸。

印堂：在面部，两眉头中间。

【推荐手法】

1）点按法：取坐位，用大拇指指腹用力按揉安眠穴、百会穴，每穴按揉2分钟左右，按至产生酸麻胀感为度。

2）指掐法：用指甲掐神门穴，以酸麻为度。

3）反手推印堂：取坐位，以双手大拇指指腹着力于印堂穴上，沿印堂穴至前发际线中点，做快速直线往返运动，以自觉额头皮肤透热为度。

三、功法锻炼

1. 孙思邈行气法

【方法】

1）仰卧于床，眼微闭，耳无所闻，心无所思，舒手展足。

2）细细叩齿，鼻引清气，气息徐徐入腹，小腹微微起伏。

3）口角松垂，两唇微闭，从嘴中细细呼出浊气，吐纳之轻，仿佛鸿毛置口鼻而不动。

4）呼吸吐纳之时，心中默默数息，经300息，或养神，或安眠，常习之，则耳且精明，身体悦泽。

【注意事项】

1）身体松沉是功夫。孙思邈行气法最重要的前提是放松，身体越松弛越好。最好感觉不到手脚的存在。

2）行气如轻羽。吐纳时，越轻柔细匀越好，仿佛羽落指尖而不觉，不可憋气或者努气；数息时，要似数非数，即便数错，也无关紧要，有意系心间，但又不着迷。

【作用机制】白天的思维、情绪会在大脑皮层留下痕迹，持续过强的刺激使部分大脑皮层紧张，行气法可以让紧张的大脑皮层放松下来。行气法的关键在于数息。

2. 睡丹功

【口诀】龙归元海，阳潜于阴。人曰鳌龙，我却蛰心。默藏其用，息之深深。白云高卧，世无知音。

【方法】侧身而眠，若龙之盘，一手枕头，另一手手轻抚肚脐，神不外驰，炁自安然。收心下藏丹田，神炁自然归根，默念上述蛰龙口诀，先睡心（收心归一），后睡眼（后闭目入睡）。

【作用机制】

1）一念代万念。形神息松沉是睡功的关键，心中千般思绪换成蛰龙口诀。反复默念口诀时，越慢越好，仿佛默念之气沉到了小腹，同时感受口诀的意境，好像卧在白云深处一样惬意。

2）不拘于形。睡功姿势不必拘泥，不习惯侧卧位的，可采用仰卧位，两手轻抚肚脐，呼吸自然绵绵。午休时还可采用坐姿，眼睛垂帘，默念口诀，静定片刻，便会神清气爽地投入下午工作。

第五节 焦 虑

焦虑是对未来或可能的风险过度担心和害怕的情绪状态,其中含有着急、挂念、忧愁、紧张、恐慌、不安等。有人并无客观原因而长期处于焦虑状态,常无缘无故害怕大祸临头,担心患有不可救药的严重疾病,以致出现坐卧不宁、惶惶不安等。严重者会伴随睡眠障碍以及一些自主神经紊乱的症状,如心慌、心悸、胸闷、乏力、出冷汗。

一、饮食疗法

【常用材料】

小麦,大枣,羊心,龙眼肉,茯苓,茯神,百合,人参。

【应用举例】

(1)甘麦大枣粥(《金匮要略》)

组成: 小麦 50 克,大枣 10 克,甘草 15 克。

用法用量: 甘草煎汤取汁,入小麦、大枣,煮粥。早晚空腹食用。

功能主治: 宁心安神。适用于精神恍惚,烦躁不安,悲伤欲哭。

(2)炙羊心(《饮膳正要》)

组成: 羊心 1 个,玫瑰花 6 克,红花 10 克。

用法用量: 用玫瑰水浸红花取汁,入盐少许,羊心于火上炙,以汁徐徐涂之，汁浸羊心熟为度，食之。

功能主治：补益心气。适用于思虑过度，闷闷不乐。

（3）龙眼酒（《万病回春》）

组成：龙眼肉适量。

用法用量：酒浸龙眼肉月余。随饮。

功能主治：益智安神。适用于心神不宁，精神不集中，食少。

（4）百合面（《山家清供》）

组成：百合，面粉。

用法用量：百合晒干，研细末，和面做饼，以油煎食。

功能主治：清心安神。适用于心神不安，烦躁，食少倦怠、失眠健忘。

（5）人参汤（《圣济总录》）

组成：人参15克，远志（去心）、石菖蒲各30克。

用法：上3味，粗捣筛。每服6克，水煎服，加生姜3片，薄荷3片同煎。

功能主治：养心安神。适用于虚烦，恍惚多忘，神思不宁。

二、按摩推拿

【推荐取穴】百会、四神聪、劳宫、神门、涌泉。

【精准定位】

百会：在头部，前发际正中直上5寸。

四神聪：在头部，百会穴前后左右各 1 寸，共 4 穴。

劳宫：在掌区，第 2、第 3 掌骨之间，偏于第 3 掌骨。

神门：在腕部，腕横纹尺侧端，尺侧腕屈肌肌腱的桡侧凹陷中。

涌泉：在足底，卷足时足心凹陷中，约足底第 2、第 3 趾趾缝纹头端与足底的前 1/3 处与足后 2/3 的交点凹陷处。

【推荐手法】

1）擦法：取俯卧位，用大拇指的指峰或指腹着力于足部涌泉穴，做快速直线往返运动，以涌泉穴透热为度，时间 5～10 分钟。

2）指掐法：用指甲掐神门穴，以酸麻为度。

3）点按法：取坐位，用大拇指指腹用力按揉劳宫穴、百会穴、四神聪穴，每穴按揉 2 分钟左右，按至产生酸麻胀感为度。

三、功法锻炼

1. 八段锦——第五式：摇头摆尾去心火

【方法】详见第五章第二节。

【作用机制】"心火"为虚火上亢，表现为烦躁不安的症状。此式动作强调松、静。松以消除紧张，清净头脑。静以制躁，引气血下降，延长呼气时长以减轻交感神经的兴奋，以达到降伏"心火"的作用。

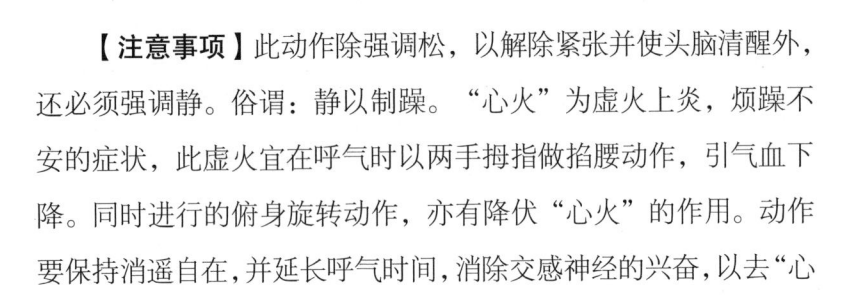

【注意事项】此动作除强调松,以解除紧张并使头脑清醒外,还必须强调静。俗谓:静以制躁。"心火"为虚火上炎,烦躁不安的症状,此虚火宜在呼气时以两手拇指做掐腰动作,引气血下降。同时进行的俯身旋转动作,亦有降伏"心火"的作用。动作要保持消遥自在,并延长呼气时间,消除交感神经的兴奋,以去"心火"。

2. 六字诀——"呵"字诀去心火

【方法】详见第五章第二节。

【作用机制】"呵"对应心,口吐"呵"字具有泄出心之浊气、调理心脏功能的作用。笑出于心,我们常说"笑呵呵",心喜而笑,自然发出"呵"音。常练习此功,可以补心气,对心神不宁、烦躁不安、心火亢旺、失眠多梦等有一定疗效。

第七章

养肝疏肝篇

第一节　急躁易怒

急躁易怒是指在日常生活中表现出来的急切、躁动、容易被挑动产生怒气的状态。在中医中，此类状态多归于肝脏所主管。肝为将军之官，具有暴烈之性情。因此当人体肝气过盛或肝气郁结时，便会借助激烈言行而宣发郁火，中医上称为木郁达之。在临床中，多见肝气郁结、气郁化火等证。

一、饮食疗法

【常用材料】

芹菜，番茄，绿茶，丝瓜，菊花，苦瓜，栀子，夏枯草，罗布麻，莲子心。

【应用举例】

（1）夏枯草瓜络饮（《中国药膳大辞典》）

组成：夏枯草10克，丝瓜络5克。

用法用量：水煎，去滓取汁，加入适量冰糖再煎一二沸。代茶饮。

功能主治：清热解郁。适用于急躁易怒，胸胁闷胀，口苦。

（2）菊槐绿茶饮（《中国药膳大辞典》）

组成：菊花、槐花、绿茶各3克。

用法用量：菊花、槐花分别洗净，同绿茶放入杯中，以沸水冲泡。代茶饮。

功能主治：清热平肝，明目止痛。适用于急躁易怒，心烦口苦，目赤肿痛，眩晕。

（3）莲心栀子甘草茶（《中国药膳大辞典》）

组成：莲子心3克，栀子9克，甘草6克。

用法用量：开水浸泡。代茶饮。

功能主治：清心泻火除烦。适用于急躁易怒，口干口渴，心烦。

（4）加减生熟二地汤（《辨证录》）

组成：生地黄30克，熟地黄30克，白芍15克，麦冬15克，山茱萸9克，五味子3克，炒栀子6克，甘草3克。

用法用量：水煎服。

功能主治：养血柔肝。适用于急躁易怒，两胁满闷，头痛而热，胸膈胀痛。

（5）罗布麻茶（《新疆中草药手册》）

组成： 罗布麻 3～10 克。
用法用量： 开水浸泡。代茶饮。
功能主治： 平抑肝阳。适用于烦燥脑涨、头痛、头晕。

二、按摩推拿

【推荐取穴】太冲、行间、膻中、率谷。

【精准定位】

太冲：在足背，第 1、第 2 跖骨结合部之前的凹陷中。

行间：在足背，第 1、第 2 趾间，趾蹼缘后方的赤白肉处。

膻中：在胸部，前正中线上，平第 4 肋间，两乳之间连线的中点处。

率谷：在头部，耳尖直上入发际线 1.5 寸。

【推荐手法】

1）点按法：取坐位，大拇指指腹用力按揉太冲、行间、率谷，每穴按揉 2 分钟左右，按至产生酸麻胀感为度。

2）推法：取坐位，用大拇指指腰从行间至太冲线，自上而下直推，反复操作 3～5 遍，以皮肤局部潮红为度。

3）摩法：取坐位，用右手手掌掌心贴于膻中穴附近闷滞不舒的区域，做顺时针方向的按揉，约 3 分钟。

三、功法锻炼

1. 六字诀——"嘘"字诀平肝气

【方法】详见第五章第二节。

【作用机制】嘘气功对治目疾、肝肿大、胸胁胀闷、食欲不振、两目干涩、头目眩晕等症有辅助治疗作用。

2. 易筋经——第九式：青龙探爪势

【口诀】青龙探爪，左从右出；修士效之，掌气平实；力周肩背，围收过膝；两目平注，息调心谧。

【方法】

1) 两脚开立，两手成仰拳护腰。

2) 右手向左前方伸探，五指捏成勾手，上体左转。

3) 腰部自左至右转动，右手亦随之自左至右水平划圈，手划至前上方时，上体前倾，同时呼气；划至身体左侧时，上体伸直，同时吸气。左右交换，动作相反。连续 5～10 次。

【作用机制】青龙探爪势疏导足少阳经筋，与足少阳胆经相对应。胆经从足小趾、足次趾一直上行至头面。做青龙探爪势时动作要缓慢，对腰腿、肩背、颈项拘紧都有缓解功能，有利全身气血运行。

第二节　胁肋胀满

胁部指侧胸部，包括腋以下至第十二肋骨的部位。胁肋胀满是指胁肋部堵胀满闷或有触痛、叩击痛等。由于足厥阴肝经、足少阴胆经经过此处，故此处胀满不适多与肝胆有关。

一、饮食疗法

【常用材料】

香橼，枳壳，青皮，陈皮，佛手，玫瑰花。

【应用举例】

（1）香橼汤（《遵生八笺》）

组成：香橼，白豆蔻。

用法用量：用大香橼不拘多少，以二十个为规；切开，将内瓤以竹刀刮出，去囊袋并筋收起。将皮刮去白，切碎，笊篱热滚汤中焯一二次，榨干收起，入前瓤内。加炒盐适量，白豆蔻末6g，和匀，用瓶密封，可久藏。每用以一二匙，冲白滚汤服。

功能主治：理气开郁。适用于胸膈胀满者。

（2）麦芽青皮茶（《中国药膳大辞典》）

组成：生麦芽30克，青皮10克。

用法用量：水煎取汁。代茶饮。

功能主治：理气疏肝。适用于两胁胀痛，脘腹痞胀，饮食无味。

（3）蜜佛手粥（《粥谱》）

组成：佛手柑 20 克，粳米 100 克，冰糖适量。

用法用量：佛手柑水煎取汁，再入粳米、冰糖煮粥。空腹温服。

功能主治：顺气。适用于胸胁胀痛，胃脘痞满。

（4）玫瑰花茶（《本草纲目拾遗》）

组成：玫瑰花。

用法用量：玫瑰花阴干，10～15 克，开水冲泡，代茶饮。

功能主治：疏肝理气。适用于两胁胀满。

（5）橘叶青盐汤（《医学从众录》）

组成：乌梅 3 个，鲜橘叶 9 克，青盐 1 克，川椒 6 克。

用法用量：水煎取汁，空腹时服。

功能主治：疏肝理气。适用于两胁胀满、脘腹饱胀。

二、按摩推拿

【推荐取穴】期门、章门、太冲、支沟。

【精准定位】

章门：在侧腹部，第 11 肋骨游离端的下方。

期门：在胸部，乳头直下，第 6 肋间隙上，前正中线旁开 4 寸。

太冲：在足背，第 1、第 2 跖骨结合部之前的凹陷中。

支沟：在前臂背侧，腕背横纹上 3 寸，尺骨与桡骨之间。

【推荐手法】

1）推法：仰卧位，沿期门至章门循行线，自上而下直推，反复操作 3～5 遍；再合掌按揉腹部，时间约 5 分钟。

2）点按法：取坐位，用大拇指指腹用力按揉太冲穴、支沟穴，每穴按揉 2 分钟左右，按至产生酸麻胀感为度。

三、功法锻炼

1. 十二段锦——第五段锦：左右辘轳转

【方法】弯曲两臂，先以左手连肩圆转，做摇辘轳状 36 次，然后右手也依法行之。

【作用机制】本式动作对胁肋部足少阳经有拉伸、放松作用，激发少阳经经气，疏泄肝胆经郁滞之气。

2. 五禽戏——鹿戏

【方法】详见第五章第二节。

【作用机制】鹿戏运动侧重躯体两侧胁肋，通过不同角度伸展牵拉两胁，伸展疏通肝经、胆经，疏肝强筋。可防治肝气不畅导致的多种不适，如两胁胀痛、抑郁不乐、乳腺增生。

【注意事项】本节功法动作舒缓柔和，体现出鹿温良柔顺。练习时动作要缓慢柔和，伸展至极处，让脊柱得到充分的伸展和锻炼。

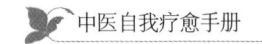

第三节　眩　晕

中医认为眩晕是由风阳上扰、痰瘀内阻等导致脑窍失养，脑髓不充，引起以头晕目眩、视物旋转为主要表现的一种病证。眩即眼花，晕即头晕，二者常同时出现，故统称为"眩晕"。轻者闭目即止，重者如坐车船，不能站立，或伴有恶心、呕吐甚至昏倒等症状。眩晕是各科疾病的常见症状，与其关系密切的疾病有梅尼埃病、颈椎病、椎基底动脉供血不足、高血压、贫血等。

一、饮食疗法

【常用材料】

决明子，芹菜，夏枯草，菊花，山茱萸，天麻。

【应用举例】

（1）决明子粥（《粥谱》）

组成：炒决明子12克，白菊花9克，粳米100克，冰糖少许。

用法用量：先煎炒决明和白菊花，去滓取汁。再入粳米、冰糖煮粥。

功能主治：清肝降火，平肝潜阳。适用于头晕，头目胀痛，口苦，遇烦劳郁怒而加重。

（2）芹菜粥（《本草纲目》）

组成：新鲜芹菜60克，粳米100克。

用法用量：芹菜洗净切碎，与粳米一同煮粥。早晚空腹温服。

应现煮现吃，不宜久放。

功能主治：清热平肝。适用于眩晕，面红目赤，头重脚轻。

（3）夏枯草露（《本草纲目拾遗》）

组成：夏枯草 500 克。

用法用量：蒸馏得芳香蒸馏液。温服 30 毫升，每日 3 次。

功能主治：清肝明目。适用于头目眩晕，目痛，畏光。

（4）松芝杞菊煎（《中国药膳学》）

组成：松子仁、黑芝麻、枸杞子、杭菊花各等份。

用法用量：水煎服。每日 2～3 服。

功能主治：滋补肝肾，清头明目。适用于头晕，腰膝酸软。

（5）山萸肉粥（《粥谱》）

组成：山茱萸肉 20 克，粳米 100 克，白糖适量。

用法用量：先将山茱萸洗净，去核，与粳米同煮粥，待粥将熟时，加入白糖稍煮即可。早晚温服。

功能主治：补益肝肾。适用于眩晕，精神萎靡，两目干涩。

二、按摩推拿

【推荐取穴】印堂，神庭，头临泣，丝竹空。

【精准定位】

印堂：在面部，两眉头的中间。

神庭：在头面部，前发际线正中直上 0.5 寸。

头临泣：在头部，瞳孔直上，前发际线上0.5寸。

丝竹空：在面部，眉梢凹陷处。

【推荐手法】

1）推法：取仰卧位或坐位，用双手拇指指腹自印堂穴交替向上推至神庭穴；再分推前额、眼眶，每部位反复操作5～10遍，以皮肤透热为度。

2）点按法：取坐位，用大拇指指腹按揉丝竹空穴、头临泣穴，每穴按揉2分钟左右，按至产生酸麻胀感为度。

三、功法锻炼

1. 八段锦——第一式：双手托天理三焦

【方法】详见第五章第二节。

【作用机制】本动作是四肢、躯干和诸内脏器官的同时性全身运动，有助于促进全身气血循环。

2. 六字诀——"嘻"字诀理三焦

【方法】详见第五章第二节。

【作用机制】"嘻"字音与手少阳三焦经之气相应，适用于由三焦不畅而引起的眩晕、耳鸣等疾患。

第四节 抑　郁

抑郁以情绪低落、思维迟缓、意志活动减退，对凡事都提不起兴趣或兴趣下降为主要表现。患者多失去了体验快乐的能力，心理方面表现为心烦、紧张，自觉反应迟钝，思考能力下降，对自我和周围环境漠不关心，甚者自罪自责感，出现自杀行为，同时多伴有睡眠障碍、体重下降、食欲下降等症状。

一、饮食疗法

【常用材料】青皮，香橼，佛手，萱草花，梅花。

【应用举例】

（1）萱草花粥（《粥谱》）

组成：萱草花。

用法用量：加适量粳米，煮粥。空腹温服。

功能主治：疏肝解郁。适用于情绪低落兼有健忘、失眠、多梦者。

（2）梅花粥（《粥谱》）

组成：梅花。

用法用量：加适量粳米，煮粥。空腹温服。

功能主治：开郁和中。适用于情绪抑郁兼有胃脘不适、食欲不振者。

(3) 青皮粥 (《本草纲目》)

组成： 青皮 10 克，大米 50 克。

用法用量： 青皮煎汤取汁，入大米煮粥。早晚温服。

功能主治： 疏肝健脾。适用于情绪抑郁，善太息，胸部满闷，不思饮食。

(4) 香橼露 (《本草纲目》)

组成： 香橼 500 克。

用法用量： 蒸馏得芳香蒸馏液。温服 30 毫升，每日 2 次。

功能主治： 疏肝理脾。适用于情绪抑郁，脘腹痞满，恶心呕吐者。

(5) 佛手茶 (《民间验方》)

组成： 鲜佛手 25 克。

用法用量： 水煎取汁，以茶饮。

功能主治： 疏肝解郁、行气止痛。适用于情绪低落，胸闷嗳气、胃脘胀痛者。

二、按摩推拿

【推荐取穴】期门、章门、内关、神门。

【精准定位】

期门：在胸部，乳头直下，第 6 肋间隙，前正中线旁开 4 寸。

章门：在侧腹部，第 11 肋骨游离端的下方。

内关：在前臂掌侧，腕横纹上 2 寸，掌长肌腱与桡侧腕屈肌腱之间。

神门：在腕横纹尺侧端，尺侧腕屈肌肌腱的桡侧凹陷中。

【推荐手法】

1）推法：取仰卧位，沿期门至章门循行线，自上而下直推，反复操作 5～10 遍；再手掌按揉腹部，时间约 5 分钟。

2）点按法：取坐位，用大拇指指腹按揉内关穴、神门穴，每穴按揉 2 分钟左右，按至产生酸麻胀感为度。

3）指掐法：用指甲掐内关穴、神门穴，以酸麻为度。

三、功法锻炼

1. 易筋经——第八式：三盘落地势

【口诀】 上腭坚撑舌，张眸意注牙，足开蹲似踞，手按猛如拿，两掌各翻起，瞪睛兼闭口，起立足无斜。

【方法】

1）屈腰下蹲，同时两掌分向身侧胯旁，指尖朝向左右侧方（微微偏前），虎口撑圆，眼看前方。

2）两腿伸直，翻掌托起，如托千斤。同时吸气，舌抵上腭，眼向前平视，全身放松。

3）俯掌屈膝下按（恢复马步蹲按），配合呼吸，如此反复蹲起 3 次。年轻体壮者则宜全蹲，站起时宜缓，同时握拳上提。

【作用机制】 三盘落地势疏导手厥阴经筋，与手厥阴心包经相应。手厥阴经筋起于中指，归于胸中，结于胃部。练习此势可缓解胸闷、胁痛等。

【注意事项】上虚下实，空胸实腹，松腰敛臀，气蓄小腹。要做到顶平、肩平、心平气静。

2. 延年九转法

【方法】

1）第一式：两掌相交按抹心窝处，顺时针旋转摩动21次。

2）第二式：由心窝处向下按摩，顺时针转动21次，边按揉边向下移动，至脐下高骨（即耻骨联合处）。

3）第三式：两手在脐下高骨处分开，从腹部两边沿着对称的弧线，螺旋形向上按摩21次，直至心窝，两手而止。

4）第四式：再从心窝开始，两手相叠，向下直推摩到脐下高骨，一上一下为1次，推摩21次。

【作用机制】胸腹部为五脏六腑之居所，按揉腹部能直接牵拉内脏器官，促进血液循环，气血通畅，对舒畅情志有促进作用。

第五节　月经病

月经病包括月经不调、崩漏、闭经、痛经、月经前后诸证、绝经前后诸证等。月经不调包含了月经先期、月经后期、月经无定期等。

月经周期提前7天以上，甚至10余日一行，连续3个周期以上者，称为"月经先期"。月经先期属于以周期异常为主的月经病，常与月经过多并见，若临证失治或误治可发展为崩漏，应及时进行治疗。现代医学中月经频发者可参照本病辨证治疗。

月经周期延长7天以上，甚至3～5个月一行，连续出现3个周期以上，称为"月经后期"。月经后期如伴经量过少，常可发展为闭经。青春期月经初潮后1年内，或围绝经期，周期时有延后，而无其他症状者，不作病论。

月经周期时或提前时，或延后7天以上，连续3个周期以上者，称为"月经先后无定期"。月经先后无定期若伴有经量增多及经期延长，常可因经乱之甚发展为崩漏。

月经量较正常明显增多，或每次经行总量超过80毫升，而周期、经期基本正常者，称为"月经过多"。

月经周期正常，经量明显少于平时正常经量的1/2，或少于20毫升，或行经时间不足2天，甚或点滴即净者，称为"月经过少"，若失治、误治、不治，可致闭经、不孕。

月经周期基本正常，经期超过7天以上，甚或淋漓半月方净者，称为"经期延长"。

崩漏是指经血非时暴下不止或淋漓不尽，前者称崩中，后者称漏下，由于崩与漏二者常相互转化，故概称崩漏。其是月经周期、经期、经量严重紊乱的月经病。

痛经是由情志所伤、六淫为害，导致冲任受阻或因素体不足，胞宫失于濡养，导致经期或经行前后呈周期性小腹疼痛的月经病。本病的临床特征是伴随月经周期而发作，表现为小腹疼痛，或伴

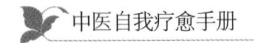

腰骶酸痛。

一、饮食疗法

【常用材料】

当归，月季花，牡丹花，芹菜，益母草，艾叶。

【应用举例】

（1）调经酒（《医方易简》）

组成： 全当归150克，远志肉150克，生甘草9克。

用法用量： 上用纱布袋盛之，以甜白酒1500毫升，如无好者，陈绍酒亦可，浸过7日，晚上温服。慎勿间断，将要服完再制，经调乃止。

功能主治： 补血活血。适用于月经不调，月经量少，经色紫黯，小腹冷痛，得热痛减，畏寒肢冷。

（2）月季花酒（《中国药膳大辞典》）

组成： 月季花、黄酒适量。

用法用量： 将月季花烧灰，研末。黄酒送服。

功能主治： 适用于痛经，经来量少、有血块，伴有胸胁、乳房、少腹胀痛。

（3）芹菜益母汤（《中国药膳大辞典》）

组成： 芹菜250克，益母草50克，鸡蛋2个。

用法用量： 水煎煮，加油、盐调味。每日2次，食蛋、饮汤。

功能主治：补血调经。适用于月经不调。

（4）牡丹花粥（《粥谱》）

组成：牡丹花（阴干者6克、鲜者10～20克），粳米50克。

用法用量：先以粳米煮粥，临熟加入牡丹花再煮，可加入适量白糖调味。空腹温服。

功能主治：养血调经。适用于月经不调，经行腹痛，有血块，块下痛减。

（5）艾煎丸（《普济方》）

组成：北艾叶、大当归各60克，香附120克。

用法用量：上3味醋煮半日，焙干为末，再用醋煮糊为丸。艾醋汤送下。

功能主治：养血调经。适用于月经不调，经行腹痛，或平时小腹胀痛。

二、按摩推拿

【推荐取穴】八髎、关元、三阴交、归来、子宫穴。

【精准定位】

八髎：在骶部，是上髎、次髎、中髎、下髎的合称。上髎正对第1骶后孔，次髎正对第2骶后孔，中髎正对第3骶后孔，下髎正对第4骶后孔。

三阴交：在小腿内侧，足内踝尖直上3寸，胫骨内侧缘后方。

关元：在下腹部，前正中线上，脐中下 3 寸处。

归来：在下腹部，脐中下 4 寸，前正中线旁开 2 寸。

子宫穴：在下腹部，脐中下 3 寸，前正中线旁开 3 寸。

【推荐手法】

1）掌根擦法：取俯卧位，将掌根附着在八髎穴上，做快速直线往返运动，至摩擦透热为度，5～10 分钟。

2）摩法：取仰卧位，用右手掌心贴于小腹关元穴附近的区域，做顺时针方向的按摩运动，5～10 分钟，以透热为度。

3）点按法：取坐位，用大拇指指腹按揉三阴交、归来、子宫穴，每穴按揉 2 分钟左右，按至产生酸麻胀感为度。

三、功法锻炼

1. 五禽戏——虎戏

【方法】详见第五章第二节。

【作用机制】虎戏具有练形与练气的双重功效，能在练筋骨的同时增强人体内正气，对人体精气神、筋骨髓均有一定的锻炼作用；又能充盈肺气、健腰补肾，有利于防治月经病。

【注意事项】练功中想象自己犹如虎扑食。需注意收脚出脚时要沉稳，推掌时要刚劲威猛但又不失弹性，寓柔于刚。

2. 延年九转法

【方法】

（1）用右手从肚脐左侧开始，顺时针绕摩脐腹21次。

（2）用左手从肚脐右侧开始，逆时针绕摩脐腹21次。

（3）左手叉腰（拇指在前），轻捏左软肋下，右手从左乳下方，顺直线方向，推至腹股沟21次。

（4）右手叉腰（拇指在前），轻捏右软肋下，左手从右乳下方，顺直线方向，推至腹股沟21次。

【作用机制】 揉腹是按摩保健的重要内容，可令气和，调畅气机，助血运行，对月经病有辅助治疗作用。

第八章

健脾养胃篇

第一节 呕 吐

呕吐是由于胃失和降，气逆于上，迫使胃内容物从口而出的病证。有物有声谓之呕，有物无声谓之吐，无物有声谓之干呕。临床呕与吐常同时发生，很难分开，故统称为"呕吐"。呕吐可以单独出现，也可伴见于多种急慢性疾病中，如急性胃炎、慢性胃炎、幽门梗阻等。

一、饮食疗法

【常用材料】

生姜，竹茹，橘皮，陈皮，砂仁，人参，党参。

【应用举例】

（1）生姜汤（《圣济总录》）

组成： 生姜360克，草豆蔻（去皮）120克，生甘草150克。

用法用量： 生姜切丝，草豆蔻、甘草研为末，前药研匀，捏作饼子焙干，再捣为末。每服 5～10 克，空腹热汤送服。

功能主治：和胃止呕。适用于饮食稍多即欲呕吐，时发时止，不思饮食，面色苍白，四肢不温。

（2）陈橘皮饮（《圣济总录》）

组成：陈橘皮（汤浸，去白，焙）60 克，炙甘草、砂仁、白芷各 30 克。

用法用量：上药研为粗末。每次 8 克，加生姜 1 片，水煎，去滓温服。

功能主治：温中止呕。适用于胃冷干呕，手足不温。

（3）栀子竹茹汤（《杂病源流犀烛》）

组成：山栀子 9 克，陈皮 6 克，竹茹 4.5 克。

用法用量：水煎取汁，加姜汁同服。

功能主治：清热和胃。适用于胃热干呕，兼有恶心反酸，口渴喜饮，口臭心烦。

（4）橘茹饮（《医宗金鉴》）

组成：橘皮 30 克，竹茹 30 克，柿饼 30 克，生姜 3 克。

用法用量：橘皮、柿饼切细。上药煮 2 次，合并药汁。每服 200～300 毫升。

功能主治：理气降逆。适用于妊娠呕吐。

（5）生姜粥（《圣济总录》）

组成： 生姜（去皮，细切）10克，炙枇杷叶6克（为末），粳米100克。

用法用量： 生姜、枇杷叶煎汤取汁，入粳米煮粥。空腹温食。

功能主治： 理气和胃止呕。适用于呕吐，伴有胃脘痛，得温则减，口干不欲饮或喜热饮。

二、按摩推拿

【推荐取穴】中脘、不容、梁门、足三里。

【精准定位】

中脘：在上腹部，前正中线上，脐上4寸。

不容：在上腹部，脐中上6寸，前正中线旁开2寸。

梁门：在上腹部，肚中上4寸，前正中线旁开2寸。

足三里：在小腿外侧，犊鼻下3寸，胫骨前缘旁开1横指。

【推荐手法】

1）点按法：取坐位，用大拇指指腹按揉中脘、不容、梁门、足三里穴，每穴按揉2分钟左右，按至产生酸麻胀感为度。

2）摩法：仰卧位，用手掌掌心贴于中脘穴附近不舒适区域，做顺时针方向的按揉，5～10分钟，以皮肤透热、恶心呕吐感缓解为度。

3）推法：仰卧位，将大拇指指腹放于不容穴处，向下推至梁门穴，反复推8～10次，以皮肤透热为度。

三、功法锻炼

《诸病源候论》宿食不消导引法

【方法】

1）自然站立，两手上举，左手抓右手，然后身体向左侧倾身。

2）倾身略停2秒后，向前稍俯身，旋转一周，然后挺身，左右交替做。

3）腰身左转，两臂在颈前打开，掌心向外，然后将手臂收至胸前。

4）紧接着腰身右转，手臂向外伸展打开，左右交替。

【作用机制】增强胃动力，加速胃肠排空。胃胀痛、宿食不消，一个主要原因就是胃动力不足，蠕动减弱，食物拥堵在胃里。练习宿食不消导引法时，腹部充分地伸展和绕动，就像是胃的蠕动，这样一来，胃就借助外力"动"起来了。

【注意事项】

1）开胁助部。左右倾身时，手臂和两腿尽量伸直，腰身侧倾到最大限度，一侧胁肋部完全伸开，让气以直而得养。引肋的同时，缓缓呼尽体内浊气。

2）输布脾胃之气。左右转腰身，手臂上下引动，充分舒展胸腹，借势推动脾胃之气上下输布。

第二节　纳　差

纳差是指由多种原因导致的食欲不振。一般多归属于中医脾胃病范畴。

一、饮食疗法

【常用材料】

砂仁，肉豆蔻，生姜，大枣，神曲，山楂，麦芽。

【应用举例】

（1）香砂糖（《本经逢原》）

组成： 香橼10克，砂仁5克，白砂糖200克。

用法用量： 香橼、砂仁研末；把白糖放入锅中，加水煎至稠厚，加入香橼粉、砂仁粉，熬到能挑起成丝状时停火，倒入已涂过菜油的搪瓷盘中，摊平晾凉后切成小块。当糖果食用，每日2～3次，每次1～2块。

功能主治： 健脾开胃。适用于食欲不振或食后腹胀等。

（2）砂仁粥（《养生随笔》）

组成： 砂仁3克，粳米50克。

用法用量： 砂仁捣碎；先以粳米煮粥，将熟时调入砂仁末，稍煮即可。早晚空腹温服。

功能主治： 健胃消食。适用于食欲不振、消化不良。

（3）大山楂丸（《中国药典》）

组成： 山楂1000克，六神曲（麸炒）150克，麦芽（炒）150克。

用法用量： 上3味研末成细粉；另取蔗糖600克、炼蜜600克，加水270毫升混合，煎煮，滤过，与上述粉末混匀，制成大蜜丸。每丸重9克。温水送服，每次1～2丸，每日3次，小儿减量。

功能主治： 开胃消食。适用于食积内停所致的食欲不振、消化不良。

（4）枣姜汤（《饮膳正要》）

组成： 生姜300克，大枣100克，炙甘草、盐各60克。

用法用量： 上药炒制后研末。空腹热汤送服。

功能主治： 和脾胃，进饮食。适用于食欲不振，兼有胃脘泛痛，得温则减，口淡不渴。

二、按摩推拿

【推荐取穴】中脘、足三里、气海、关元。

【精准定位】

中脘：在上腹部，前正中线上，脐上4寸。

足三里：在小腿外侧，犊鼻下3寸，胫骨前缘旁开1横指。

气海：在下腹部，前正中线上，脐下1.5寸。

关元：在下腹部，前正中线上，脐下3寸。

【推荐手法】

1）点按法：取坐位，用大拇指指腹按揉中脘穴、气海穴、足三里穴，每穴按揉2分钟左右，按至产生酸麻胀感为度。

2）摩法：取坐位，用左手在上，右手在下，掌心贴于关元穴附近的区域，做顺时针方向的按揉，5～10分钟，以小腹部隐隐透热为度。

三、功法锻炼

1. 八段锦——第三式：调理脾胃须单举

【方法】详见第五章第二节。

【作用机制】这一动作主要作用于中焦。两手交替，一手上举一手下按，上下对拔拉长，使两侧内脏和肌肉受到协调性的牵引，特别是使肝、胆、脾、胃等脏器，从而促进了胃肠蠕动，增强了消化功能。

2. 六字诀——"呼"字诀培脾气

【方法】详见第五章第二节。

【作用机制】"呼"字音与脾脏相应，可帮助身体排出脾胃浊气，具有调理脾胃功能作用。

第三节 泄 泻

泄泻是以排便次数增多、粪便稀溏甚至泻出如水样为主要表现的病证。古代将大便溏薄而势缓者称为泄，大便清稀如水而势急者称为泻，现统称为"泄泻"。泄泻是一个症状，可见于多种疾病。急性肠炎、炎症性肠病、吸收不良综合征、肠道肿瘤、肠结核、肠易激综合征、功能性腹泻等以泄泻为主症的疾病，可以参照本节辨证论治。

一、饮食疗法

【常用材料】

白术，陈皮，茯苓，车前子，山药，藿香。

【应用举例】

（1）白术膏（《医学入门》）

组成： 白术500克，陈皮120克。

用法用量： 煎膏。每次服15～20毫升，开水冲服。

功能主治： 健脾止泻。适用于脾胃不和之大便泄泻，迁延反复，稍进油腻食物，则大便溏稀。

（2）三白散（《杂病广要》）

组成： 白术、茯苓、芍药各等分。

用法用量： 水煎服。

功能主治： 健脾祛湿。治脾虚湿盛之大便泄泻，身体困重，

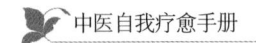

饮食减少。

（3）扶中汤（《医学衷中参西录》）

组成： 炒白术、生山药、龙眼肉各等分。

用法用量： 水煎服。

功能主治： 适用于久泄泻不止，伴有食少纳差，脘闷不舒，面色萎黄，倦怠乏力。

（4）炒黄面（《食疗方》）

组成： 白面。

用法用量： 炒至焦黄。每日空腹温水送服一勺。

功能主治： 适用于腹泻。

（5）藿香参橘煎（《症因脉治》）

组成： 人参、橘红、藿香各等分。

用法用量： 水煎服。

功能主治： 适用于暑湿泄泻，症见肠鸣腹泻、腹痛、烦闷口渴等。

二、按摩推拿

【推荐取穴】 中脘、足三里、气海、命门。

【精准定位】

中脘：在上腹部，前正中线上，脐中上4寸。

足三里：在小腿外侧，犊鼻下3寸，胫骨前缘1横指。

气海：在下腹部，前正中线上，脐中下 1.5 寸。

命门：在腰部，第 2 腰椎棘突下凹陷中。

【推荐手法】

1）点按法：取坐位，用大拇指指腹按揉中脘穴、气海穴、足三里穴，每穴按揉 2 分钟左右，按至产生酸麻胀感为度。

2）摩法：取坐位，用左手在上，右手在下，掌心贴于气海穴附近的区域，做顺时针方向的按揉，5～10 分钟，以小腹部隐隐透热为度。再用掌心贴于腰部命门穴上，做顺时针方向的揉，5～10 分钟，以命门透热为度。

三、功法锻炼

延年九转法——摩腹

【方法】

1）自然站立，两膝微屈，两手相交，掌心放在小腹，含胸松腹，微微低头。

2）身体稍稍右转，拉伸左侧腹部，两手掌同展腹方向一致，由小腹摩运到右胁肋部，再摩运到胸口，慢慢吸气。

3）然后，身体稍稍左转，位伸右侧腹部，两手掌从胸口摩运到左胁肋部，随之放松转正，含胸松腹，两手回到小腹，缓缓呼气。

4）顺时针转动摩腹 5 次后，再做另一侧，逆时针转动 5 次，摩腹大约 10 分钟。

【作用机制】摩腹是一种有规律的、柔和的外力动作，能促进脏腑经络气血的运行，理气宽中，涩肠止泻。

【注意事项】

1）三劲合一。摩腹动作的关键在于内劲。手上的劲、展腹的劲、呼吸的劲，三劲合一，形成了促进肠胃蠕动的内劲，手、身、息要协调一致。

2）要有揉面的劲道。揉面是一种巧劲，摩腹时，要柔和缓慢，力透肌肤，以腹部舒适为度。

3）练功后排气，是腹内气机畅通的表现。

4）摩腹适合在早晚做，早上摩腹的力度大些，有利于除旧布新；晚上力度小些，有利于充实五脏。

5）摩腹前喝杯温开水效果更好。

6）腹腔内有肿瘤、感染及妊娠期不宜做摩腹。

第四节 便 秘

便秘是以大便排出困难，排便周期延长，或周期不长，但粪质干结，排除艰难，或粪质不硬，虽颇有便意，但排便不畅为主要表现的病证。便秘既可作为功能性疾病独立存在，也可作为症状见于多种疾病，临床应注意鉴别。表现为便秘的疾病主要包括便秘型肠易激综合征、功能性便秘、结直肠肿瘤、肠腔梗阻或狭窄、内痔、脊髓损伤、嗜铬细胞瘤等。

一、饮食疗法

【常用材料】

柏子仁，火麻仁，郁李仁，当归，蜂蜜，大黄。

【应用举例】

（1）三仁丸（《脚气治法总要》）

组成：柏子仁30克，松子仁60克，麻子仁90克。

用法用量：上药研成膏为丸。每服15克，米饮送服。

功能主治：润肠通便。适用于津液不足，大便秘结。

（2）三仁粥（《东医宝鉴》）

组成：桃仁、松子仁各9克，郁李仁3克。

用法用量：捣烂后同粳米煮粥。早晚空腹服用。

功能主治：润肠通便。治老人或虚人便秘。

（3）五仁粥（《经验方》）

组成：芝麻、松子仁、胡桃仁、桃仁（去皮、尖）、甜杏仁各10克

用法用量：将五仁捣烂后同粳米煮粥。早晚空腹食用，可加少量白糖。

功能主治：滋养肝肾，润肠通便。适用于气血亏虚之习惯性便秘，伴有面色无华、肢倦懒言。

（4）松仁粥（《本草纲目》）

组成： 松仁 15 克，粳米 30 克。

用法用量： 松仁研末，先以粳米煮粥，将熟时入松仁末煮熟。早晚空腹食用。

功能主治： 润肠通便。适用于气血不足之便秘。

（5）神效丸（《普济方》）

组成： 黄栀子、大黄（炮）、甘草各等分。

用法用量： 上药研末，炼蜜为丸，如梧桐子大。每服 20～30 丸，便秘不甚者用白汤下，秘甚者用橘皮汤下，空腹时用。

功能主治： 适用于大便干结，兼有腹胀腹痛，口干口臭等。

二、按摩推拿

【推荐取穴】天枢、支沟、关元、气海。

【精准定位】

天枢：在腹中部，脐中旁开 2 寸。

支沟：在前臂背侧，腕背横纹上 3 寸，尺骨与桡骨之间。

关元：在下腹部，前正中线上，脐中下 3 寸。

气海：在下腹部，前正中线上，脐中下 1.5 寸。

【推荐手法】

1）点按法：取坐位，用大拇指指端用力按揉天枢穴、支沟穴，每穴按揉 2 分钟左右，按致产生酸麻胀感为度。

2）摩法：取坐位，用右手掌心贴于关元穴、气海穴附近的区域，做顺时针方向的按揉，5～10分钟，力量由轻渐重，以小腹部隐隐透热、感到肠蠕动加快为佳。

三、功法锻炼

1. 马王堆汉墓导引图——引腹

【方法】

1）开步站立，两手合掌于胸前，指尖向上，低头含胸，两膝微屈，臀部往前收，两掌顺势向前摆。

2）然后抬头挺胸，臀部向后翘，两掌向后摆。

3）接下来，向左顶髋，同时向左推掌，再向右顶髋，顺势向右推掌。髋部进行前、后、左、右4个方位的引动。

4）动作不停，髋关节从右侧开始，逆时针转一圈，再顺时针转一圈。

5）髋部转动时，两掌在胸前，以手腕为轴顺势摆动，方向一致。

【作用机制】通过摆动和旋转髋部，带动胃脘、小腹进行大幅度的伸展，促进了胃、肠的蠕动，有助于水谷的运化和糟粕的排出。

【注意】

1）摆臀引腹。动作要缓慢柔和，外在摆动臀部，内引动腹部，缓慢牵拉胃脘到小腹部位。

2）下盘稳固。注意身体重心的平稳，重心不要左右晃动，两膝微屈固定下盘，重心中正。

3）最好在早晨做。先空腹喝1杯温开水，然后做引腹的动作。

2. 马王堆汉墓导引图——龙登

【方法】

1）两脚开立，屈膝下蹲，含胸低头，两手手背轻贴，垂于体前，指尖向下。

2）然后慢慢直立，两手提至胸前，分掌，指尖朝上，两掌向头上举起，展臂抬头，拔长身体。

3）接下来，两手腕外展，手腕下压，指尖朝外，同时，缓缓提起脚跟，眼睛看前方。

4）脚跟落地，两掌内合，双手下落，放在两胁旁，用掌根按揉大包穴，最后下蹲，手臂垂落，再重复上述动作。

【作用机制】龙登，用来畅通三焦。三焦是六腑之一，主管五脏六腑的水道运化，三焦畅通，则气血通畅。

【注意】

1）畅通三焦。做龙登时，提起脚跟的同时，充分拔长整个身体，畅通三焦。

2）按揉大包。大包穴是脾经大络，是输布气血的要穴。从乳头画一水平线，正对腋下的点就是大包穴。

第五节 乏 力

乏力是常见的一个身体症状，主要表现为全身感到疲乏、力量不足，在从事正常的日常活动时感到能量不足。主要与脾胃虚弱、气血不足、肝肾精血亏虚有关。

一、饮食疗法

【常用材料】

黄精，人参，白术，黄芪，香薷，白扁豆，山药，猪肚。

【应用举例】

（1）黄精粥（《饮食辨录》）

组成： 黄精30克（或鲜黄精60克）。

用法用量： 水煎取汁，再入适量粳米煮粥。早晚空腹食用，可加少量白糖调味。

功能主治： 补脾，养心，润肺。适用于脾胃虚弱之体倦乏力。

注意： 大便稀溏者不宜用。食后出现胸满气闷时，即应停服。

（2）香薷饮（《太平惠民和剂局方》）

组成： 香薷10克，厚朴、白扁豆各5克。

用法用量： 水煎服。代茶饮。

功能主治： 解表化湿。适用于暑湿感冒之身重乏力。

（3）人参汤（《永类钤方》）

组成： 人参、黄芪、甘草各等分。

用法用量： 研为末。每服6克，水煎服，加生姜三片、大枣二个同煎，去滓温服，不拘时候。

功能主治： 益气健脾。适用于气虚之体倦乏力。

（4）人参猪肚（《食鉴本草》）

组成： 猪肚1个，人参30克，干姜、胡桃各6克，葱白七茎，糯米200克。

用法用量： 人参、干姜、胡桃、葱白、糯米为末，入猪肚内，煮烂，空腹食用。

功能主治： 益气健脾。适用于虚羸乏力。

（5）参梅甘草茶（《中国药膳学》）

组成： 太子参、乌梅各15克，甘草6克，白糖适量。

用法用量： 水煎服。代茶饮。

功能主治： 益气生津。适用于夏季伤暑，症见全身乏力，口渴，汗多。

二、按摩推拿

【推荐取穴】中府、神阙、命门、足三里、三阴交。

【精准定位】

中府：在胸壁外上方，平第1肋间隙处，前正中线旁开6寸。

神阙：即肚脐。

命门：在腰部，第2腰椎棘突下凹陷中。

足三里：在小腿外侧，犊鼻下3寸，距胫骨前缘1横指。

三阴交：在小腿内侧，足内踝尖上3寸，胫骨内侧缘后方。

【推荐手法】

1）点按法：取坐位，用大拇指指腹按揉中府穴、足三里穴、三阴交穴，每穴按揉2分钟左右，按至产生酸麻胀感为度。

2）摩法：取坐位，用左手在上，右手在下，掌心贴于腹部神阙穴附近的区域，做顺时针方向的按揉，5～10分钟，以小腹部隐隐透热为度。再用掌心贴于腰部命门穴上，做顺时针方向的按摩运动，5～10分钟，以命门透热为度。

三、功法锻炼

1. 易筋经——第六式：倒拽九牛尾

【口诀】两腿后伸前屈，小腹运气空松；用力在于两膀，观拳须注双瞳。

【方法】

1）右脚前跨一步，屈膝成右弓步。

2）右手握拳，举至前上方，双目观拳。

3）左手握拳，左臂屈肘，斜垂于背后。吸气时，两拳紧握内收，右拳收至右肩，左拳垂至背后。

4）呼气时，两拳两臂放松还原为预备动作。再身体后转，成左弓步，左右手交替进行。随呼吸反复 5～10 次。

【作用机制】倒拽九牛尾势疏导足阳明经筋，与足阳明胃经相应。经常做此势导引可缓解乏力的症状，同时还能提高肠胃蠕动的功能，预防胃肠道疾病的产生。

2. 五禽戏——熊戏

【方法】详见第五章第二节。

【作用机制】熊戏主脾胃，此式靠肩的晃动带动肘、腕、髋、膝、踝及内脏的锻炼，起到增长力气、灵活关节、强身壮体的作用。

【注意事项】练功中想象自己犹如熊在移动，表现出熊的憨态、笨拙和沉稳，因此做动作时不宜过快。同时肢体放松，呼吸均匀柔和。

第九章

护肺祛邪篇

第一节 发热恶寒

发热恶寒是指自觉身体发热并且畏惧寒冷的感觉。中医当中外感证初期，现代医学中急性上呼吸道感染、肺炎等均可见伴随发热恶寒的症状。

一、饮食疗法

【常用材料】

葱白，豆豉，生姜，芥菜，荆芥，薄荷，白菜根，牛蒡子。

【应用举例】

（1）葱豉汤（《肘后备急方》）

组成：葱白3茎，豆豉6克。

用法用量：水煎服。

功能主治：发汗解表。适用于外感风寒之恶寒发热、鼻塞、流清涕、肢体酸痛。

(2) 菜根红糖饮茶（《中国药膳大辞典》）

组成： 白菜根1块，生姜3片，红糖60克。

用法用量： 水煎服。代茶饮。

功能主治： 发散风寒。适用于外感风寒之恶寒发热、头痛、无汗。

(3) 生姜红糖茶（《中国药膳大辞典》）

组成： 生姜3片，红糖适量。

用法用量： 生姜煎汤取汁，溶入红糖。代茶饮。

功能主治： 发汗解表，祛风散寒。适用于外感风寒之发热恶寒、头痛鼻塞、倦怠乏力。

(4) 牛蒡子茶（《食疗本草》）

组成： 牛蒡子200克。

用法用量： 略炒后研成细末。每服10克，用开水冲泡。代茶饮。

功能主治： 清热解表。适用于外感风热之发热重微恶风寒、咽喉肿痛。

(5) 荆芥粥（《饮膳正要》）

组成： 荆芥穗10克，薄荷6克，豆豉10克，粟米100克。

用法用量： 上3味药煎汤取汁，再入粳米煮粥。空腹食用。

功能主治： 辛凉解表。适用于外感风热之发热重恶寒轻、咽痛。

二、按摩推拿

【推荐取穴】大椎、天柱。

【精准定位】

天柱：在颈项部，后发际正中旁开1.3寸，斜方肌外缘的发际凹陷中。

大椎：在后颈部，第7颈椎棘突下凹陷中。

【推荐手法】

1）擦法：用手掌根附着在大椎穴上，做快速直线往返动作，约10分钟，以大椎穴透热、后背微微有汗为佳。

2）推法：颈后发际正中至大椎穴成一直线，称天柱骨。用大拇指指腹着力于皮肤表面，自上向下快速直推，称为推天柱骨。约10分钟，以皮肤透热为度。

三、功法锻炼

易筋经——第五式：出爪亮翅势

【口诀】挺身兼怒目，推手向当前；用力收回处，功须七次全。

【方法】

1）两脚开立，与肩同宽。两臂向前平举，立掌，掌心向前，十指用力分开，虎口相对，两眼怒目平视前方，随势脚跟提起，以两脚尖支持体重。

2）两掌缓缓分开，上肢成一字样平举，立掌，掌心向外，随势脚跟着地。

3）吸气时，两掌用暗劲伸探，手指向后翘；呼气时，手臂与肩膀放松。连续8～12次。

【作用机制】出爪亮翅势疏导手阳明经筋，与手阳明大肠经相应。大肠经与肺经互为表里，手阳明经筋起于拇指和食指，上行至头面。这一势导引为典型的"鸟伸"，仰头、挺胸、收腹，踮脚同时两臂如翅膀外展。对头面、颈项、肩背都有很好的调理作用。

第二节 咳嗽咽痛

咳嗽是因邪客肺系，肺失宣肃，肺气上逆所致。咳嗽既是独立性的疾病，又是肺系多种疾病的一个症状。现代医学中急慢性支气管炎、部分支气管扩张症、慢性咽炎等多可见咳嗽。

咽痛是可伴随多种疾病出现的一个兼症，多发于寒冷季节，感冒、扁桃体炎、鼻窦炎、百日咳、咽喉炎等均可引起咽喉痛。

一、饮食疗法

【常用材料】

桔梗，甘草，枇杷叶，紫苏子，杏仁，梨，胡桃仁，麦冬。

【应用举例】

（1）桔梗汤（《伤寒论》）

组成： 桔梗 3 克，甘草 6 克。

用法用量： 水煎服。

功能主治： 清肺利咽。适用于热邪壅肺，上攻咽喉，症见咳嗽咽痛，咽干。

（2）松子胡桃泥（《外台秘要》）

组成： 松子仁 30 克，胡桃仁 60 克。

用法用量： 上件磨成泥状，用蜂蜜 15 克混匀。早晚饭后开水冲服 1 汤匙。

功能主治： 滋阴润肺。适用于阴虚肺燥之咳嗽咽痛，干咳少痰，形体消瘦。

（3）梨粥（《食医心鉴》）

组成： 梨 3 个，粳米 100 克。

用法用量： 梨榨取汁，粳米煮粥，临熟兑入梨汁。空腹食用。

功能主治： 润肺止咳，清热生津。适用于燥热伤肺之咳嗽、咽干、咽痛。

（4）枇杷叶膏（《全国中药成药处方集》）

组成： 鲜枇杷叶（去毛）2500 克，川贝 250 克，莲子（去心）500 克，麦冬 500 克，红枣 500 克，天冬 250 克，生地黄 500 克，玄参（去节）500 克。

用法用量： 熬膏。每服 50 克，开水冲下。

功能主治： 润肺止嗽。适用于咳嗽咽痛，口燥舌干。

（5）二冬膏（《中国药典》）

组成： 天冬 500 克，麦冬 500 克。

用法用量： 熬膏。口服适量，每日 2 次。

功能主治： 养阴润肺。适用于肺阴亏虚之咳嗽少痰，鼻干咽痛。

二、按摩推拿

【取穴】合谷、风池、风府、少商、鱼际、照海、尺泽、耳尖。

【精准定位】

合谷：在手背，第 1、第 2 掌骨间，第 2 掌骨桡侧的中点处。

风池：在项部，胸锁乳突肌与斜方肌上端之间的凹陷处。

风府：在项部，后发际正中直上 1 寸，枕外隆凸直下，两侧斜方肌之间的凹陷中。

少商：在大拇指桡侧，指甲根角侧后方 0.1 寸。

鱼际：手掌部，第 1 掌骨中点的赤白肉际处。

照海：在足内侧，内踝尖下方凹陷处。

尺泽：在肘区，肘横纹上，肱二头肌肌腱桡侧缘凹陷中。

【推荐手法】

1）点按法：取坐位，用大拇指指腹揉合谷穴、鱼际穴、尺泽穴、照海穴，每穴按揉 2 分钟左右，按至产生酸麻胀感为度。

2）指掐法：用指甲掐少商穴，以酸麻为度。

3）推法：取坐位，先用大拇指按揉风池、风府穴，再用大拇指沿风池至风府循行线，自下而上分推，反复操作 5～10 遍，以皮肤透热为佳。

三、功法锻炼

六字诀——"呬"字诀补肺气

【方法】详见第五章第二节。

【作用机制】可祛肺风邪积劳，疏通肺经，以呼吸吐纳调理肺气。

第三节　鼻塞流涕

鼻塞是指鼻腔通气不畅，自觉呼吸是有憋堵感，流涕是指鼻涕连绵不断地流出难以自行停止。鼻塞多由于肺气不宣所致，流涕多由于鼻腔津液运输失常所致。临床上可见于外感病初起，以及一些内伤病如鼻渊等。现代医学中流行性感冒、过敏性鼻炎多可以见到本症。

一、饮食疗法

【常用材料】

葱白，辛夷，紫苏叶，荜澄茄，白芷，薄荷，生姜。

【组方举例】

（1）葱粥（《食鉴本草》）

组成： 葱白。

用法用量： 用糯米煮粥，临熟入葱。空腹食用。

功能主治： 解表散寒。适用于外感风寒之鼻塞，流清涕。

（2）荜澄茄丸（《普济方》）

组成： 荜澄茄 15 克，薄荷叶 9 克，荆芥穗 4 克。

用法用量： 研为细末，制成蜜丸。每日 1 丸，口噙化。

功能主治： 散寒通窍。适用于鼻塞不通。

（3）辛夷花茶（《全国中草药汇编》）

组成： 辛夷花 2 克，紫苏叶 6 克。

用法用量： 开水冲泡。代茶饮。

功能主治： 散寒通窍。适用于鼻塞流涕。

（4）白芷散（《朱氏集验方》）

组成： 香白芷 30 克，荆芥 3 克。

用法用量： 研为末，开水冲泡，代茶饮。

功能主治： 散寒通窍。适用于鼻塞流涕。

二、按摩推拿

【推荐取穴】 迎香、外关、风池、合谷。

【精准定位】

迎香：在面部，鼻唇沟上，与鼻翼外缘中点的平齐处。

外关：在前臂背侧，腕背横纹上2寸，尺骨与桡骨之间。

风池：在颈后区枕骨下，胸锁乳突肌上端与斜方肌上端之间的凹陷中。

合谷：在手背，第1、第2掌骨间，第2掌骨桡侧的中点处。

【推荐手法】

1）推法：取坐位，先用双手大拇指腹按揉双侧迎香穴，力度由轻渐重；再用大拇指指侧沿鼻骨快速推擦迎香穴，以皮肤微红透热、鼻塞减轻为度，时间3～5分钟。

2）点按法：取坐位，用大拇指指腹按揉外关穴、合谷穴、风池穴，每穴按揉2分钟左右，按至产生酸麻胀感为度。

三、功法锻炼

小劳术——第九式

【口诀】 掩目摩面

【方法】 两手相互搓擦，手掌搓热后，轻掩于眼部，再揉摩额颞及面颊部。摩擦面部时，在面部迎香穴处摩擦生热，至穴位发热，感到鼻塞减轻，通气顺畅。

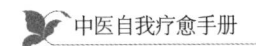

【作用机制】经常锻炼可畅通鼻部血脉，舒筋和络，有益于鼻部气血通畅，助益鼻部健康。

第四节　头痛身痛

头痛身痛分为外感和内伤两种情况，外感头痛身痛多数较剧烈；内伤头痛身痛多时断时续，疼痛一般不剧烈。外感疼痛多由邪气阻滞头部经脉气血运行，不通则痛；内伤疼痛多虚实夹杂，既有脉络失养，也有痰饮、瘀血等实邪阻滞经脉。

一、饮食疗法

【常用材料】

生姜，豆豉，紫苏叶，木瓜，肉桂，葛根。

【应用举例】

（1）豉汤（《普济方》）

组成：豆豉45克，葱白3茎，生姜12克。

用法用量：水煎服。分2次温服。

功能主治：解表散寒。适用于外感风寒之头身疼痛，伴有鼻塞流涕，恶寒发热等。

（2）姜糖苏叶茶（《本草汇言》）

组成：生姜15克，紫苏叶、红糖各10克。

用法用量：煎汤取汁，调入红糖，代茶饮。

功能主治：解表散寒。适用于风寒感冒之头痛身痛。

（3）五合茶（《食鉴本草》）

组成：生姜、葱白、红糖、胡桃各10g。

用法用量：水煎服。

功能主治：解表散寒。适用于外感风寒之头身疼痛。

（4）干葛粥（《食医心鉴》）

组成：葛根30g。

用法用量：葛根煎汤取汁，再入适量粳米煮粥。空腹食用。

功能主治：解肌退热。适用于风热感冒之头痛身痛，伴见发热重，恶寒轻。

（5）肉桂酒（《费氏食养三种》）

组成：肉桂6克。

用法用量：酒浸。温服。

功能主治：适用于身体感寒头身疼痛。

二、按摩推拿

【取穴】百会、太阳、头维、列缺、肩井、后溪。

【精准定位】

百会：在头部，前发际正中直上5寸。

太阳：在头部，眉梢与目外眦之间，向后约1横指的凹陷处。

头维：在头侧部，额角发际线上0.5寸，头正中线旁开4.5寸。

列缺：在前臂桡侧缘，桡骨茎突上方，腕横纹上 1.5 寸处，当肱桡肌与拇长展肌腱之间。

肩井：在肩上，前直乳中，当大椎与肩峰端连线的中点上。

后溪：在手掌尺侧，第 5 掌指关节后缘，掌横纹头赤白肉际处。

【推荐手法】

1）点按法：取坐位，用大拇指指腹按揉百会穴，每穴按揉 2 分钟左右，按致产生酸麻胀感为度。

2）推法：坐位或仰卧位，先按揉头维穴、太阳穴；再沿头维至太阳循行线，自上而下分推，反复操作 5～10 遍，以头痛缓解为度。

3）指掐法：用指甲掐后溪穴、列缺穴，以酸麻为度。

4）拿法：先以大拇指按揉肩井穴，以酸麻胀感为度；再用拇指和其余四指的指腹，相对用力紧捏肩井附近的部位，拿起后再放松，反复 3～5 次，以肩颈处肌肉松弛为度。

三、功法锻炼

1. 易筋经——第七式：九鬼拔马刀

【口诀】侧首弯肱，抱顶及颈；自头收回，弗嫌力猛；左右相轮，身直气静。

【方法】

1）脚尖贴合相对，足跟分离，形成八字形。

2）两臂向前，叉掌立于胸前。左手屈肘从下向后，指尖向上，成勾手置于身后。

3）右手由肩上屈肘向后伸，拉住左手指，使右手环绕成抱颈状。足趾抓地，身体前倾。

4）吸气时，双手用力拉紧，呼气时放松。左右交换，反复5～10次。

【作用机制】九鬼拔马刀势疏导足太阳经筋，足太阳膀胱经相应。足太阳经筋起于足小趾，止于头面。此势导引对颈项疼痛，臂不能举有调理功效。对下肢关节不灵活，胁部隐痛，胸椎、颈椎痛、背部肌肉疼痛等也有缓解功效。

2. 八段锦——第二式：左右开弓似射雕

【方法】详见第五章第二节。

【作用机制】这一动作能够改善颈椎、胸椎的血液循环。其中扩胸、伸臂的动作姿势能够加强胸肋部和肩臂部的骨骼肌肉的锻炼，同时缓解腰背部疼痛，经常锻炼还能够加强下肢力量，促进经脉循环通畅。

第五节　汗出异常

汗出异常是指平素不容易出汗或者动则汗出，或自汗，，或夜间入睡后汗出（盗汗）等情况。

一、饮食疗法

【常用材料】

浮小麦，黑豆，黄芪，牡蛎，人参，白术。

【应用举例】

（1）敛气归源饮（《古方汇精》）

组成：黄芪（蜜炙）、黑豆、浮小麦各等分。

用法用量：水煎服。

功能主治：适用于盗汗不止。

（2）参术散（《赤水玄珠》）

组成：人参30克，白术60克，桂心21克。

用法用量：上药研末。每服15克，水煎服。

功能主治：适用于虚劳自汗不止。

（3）缩汗煎（《仙拈集》）

组成：黄芪（炙）、白芍各15克，桂枝9克。

用法用量：水煎，入酒温服。

功能主治：适用于自汗，盗汗。

（4）黄芪散（《小儿药证直诀》）

组成： 牡蛎（煅）、黄芪、生地黄各等分。

用法用量： 上为末。煎服，不拘时候。

功能主治： 适用于小儿虚热盗汗，潮热自汗。

（5）浮小麦饮（《卫生宝鉴》）

组成： 浮小麦15～30克，红枣10克。

用法用量： 水煎，频服。

功能主治： 固表止汗。适用于虚表汗出、气短、心烦等症。

二、按摩推拿

【取穴】合谷、复溜、太溪、天府、云门。

【精准定位】

合谷：在手背，第1、第2掌骨之间，第2掌骨桡侧的中点处。

复溜：在小腿内侧，太溪穴直上2寸，跟腱的前方。

太溪：在足内侧，内踝后方，内踝尖与跟腱之间的凹陷处。

天府：在臂内侧面，腋前纹头下3寸，肱二头肌桡侧缘处。

云门：在胸前壁的外上方，肩胛骨喙突上方，锁骨下窝凹陷中，距前正中线6寸。

【推荐手法】

1）点按法：取坐位，用大拇指指腹按揉合谷穴、复溜穴、太溪穴、云门穴、天府穴，每穴按揉2分钟左右，按至产生酸麻胀感为度。

2）推法：取仰卧位，将掌根放置于云门穴处，沿上臂内侧推至天府穴处，5～8次，以皮肤有热感为度。然后，从复溜推至太溪穴，以皮肤潮红为度。

三、功法锻炼

1. 五禽戏——鸟戏

【方法】详见第五章第二节。

【作用机制】仿效鸟展翅飞翔的动作，可疏通经络，使神静气足，气足则精充，能固摄肺气，对汗出异常具有一定疗效。

【注意】练功中想象自己如鸟一般飞翔，要有鸟之轻灵、凌云之势。应注意肩膀放松、大臂发力、动作柔和，姿态协调，动作与呼吸配合。

2. 六字诀——"呬"字诀补肺气

【方法】详见第五章第二节。

【作用机制】"呬"字诀与肺相应。口吐"呬"音具有泄肺之浊气，调理肺脏功能的作用。肺气足，卫气充，有助于固表止汗。

第十章

补肾益精篇

第一节 腰酸痛

腰酸痛是指腰部肌肉筋脉自觉发酸疼痛。中医认为腰为肾之府，腰部酸痛多与腰部经脉失去濡养以及风寒湿邪气痹阻经脉有关。

一、饮食疗法

【常用材料】

鳖鱼，胡桃肉，刀豆，羊脂，羊腰，熟地黄，生地黄，枸杞子，牛膝。

【应用举例】

（1）鳖鱼补肾汤（《中国药膳学》）

组成：鳖鱼1只，枸杞子、山药各30克，女贞子、熟地黄各15克。

用法用量：诸药装入布袋内，同鳖共煮。食肉饮汤。

功能主治：滋补肝肾。适用于肝肾阴虚之腰酸痛，经久不愈，五心烦热，口燥咽干，面色潮红。

（2）羊密膏（《中国药膳大辞典》）

组成：熟羊脂、熟羊髓、白沙蜜各150克，生姜汁20毫升，生地黄汁100毫升。

用法用量：以上5味，先以羊脂煎令沸；次下羊髓，又令沸；次下蜜、地黄、生姜汁，微火熬成膏。每日空腹温酒调服一勺。

功能主治：温补肾阳。适用于肾虚腰痛，症见腰部绵绵作痛，酸软无力，局部发凉，喜温喜按。

（3）炙羊腰（《饮膳正要》）

组成：羊腰1对，红花3克，玫瑰花6克。

用法用量：用玫瑰水浸红花取汁，入盐少许，羊腰于火上烤，以汁徐徐涂之，汁尽羊腰熟为度，食之。

功能主治：温肾壮阳。适用于肾虚腰痛，转动不得。

（4）婆罗粥（《普济方》）

组成：牛膝30克。

用法用量：牛膝切碎，用酒浸24小时，取出放入适当面粉中拌匀，入沸水中煮10余沸，滤出，以熟水淘过。空腹服用。

功能主治：补肝肾，强筋骨。适用于肝肾不足之腰膝酸痛。

（5）左归饮（《景岳全书》）

组成：熟地黄 30 克，山药 6 克，枸杞子 6 克，炙甘草 3 克，茯苓 4.5 克，山茱萸 6 克（畏酸者少用之）。

用法用量：水煎服。

功能主治：滋阴补肾。适用于肾阴不足之腰酸背痛，软弱无力，经久不愈。

二、按摩推拿

【取穴】八髎、关元、命门、中渚、委中。

【精准定位】

八髎：在骶部，是上、次、中、下髎的合称。上髎正对第 1 骶后孔，次髎正对第 2 骶后孔，中髎正对第 3 骶后孔，下髎正对第 4 骶后孔。

关元：在下腹部，前正中线上，脐下 3 寸。

命门：在腰部，第 2 腰椎棘突下凹陷中。

中渚：在手背部，第 4、第 5 掌骨间，第 4 掌指关节后方凹陷处。

委中：在膝后区，腘横纹的中点处，当股二头肌腱与半腱肌肌腱的中间。

【推荐手法】

1）掌根擦法：取俯卧位，用掌根附着在八髎穴上，做快速直线往返运动，至摩擦透热为度，5～10 分钟。

2）摩法：取坐位，用左手在上，右手在下，掌心贴于腹部关元穴附近的区域，做顺时针方向的按揉，5～10分钟，以小腹部隐隐透热为度。再用掌心贴于腰部命门穴上，做顺时针方向的按揉，5～10分钟，以命门透热为度。

3）点按法：取坐位，用大拇指指腹按揉中渚穴、委中穴，每穴按揉2分钟左右，按至产生酸麻胀感为度。

三、功法锻炼

1. 八段锦——第六式：双手攀足固肾腰

【方法】详见第五章第二节。

【作用机制】腰是全身运动的关键部位，此势主要运动腰部，并腹部及各个内脏器官的活动。"肾为先天之本"，长期坚持此引导动作的锻炼，有利于加强腰骶部肌肉的力量，能够强腰、壮肾，并有疏通任督二脉，加强带脉连接的作用。

2. 六字诀——"吹"字诀补肾气

【方法】详见第五章第二节。

【作用机制】吹字诀与肾相呼应，肾之腑在腰，肾亏则腰酸痛，做吹字功以补肾气，有利于缓解腰痛。

第二节 排尿异常

排尿异常主要可以包括尿频、尿不尽、尿痛等。尿频是指排尿频次增加，多与肾阳不足有关。尿不尽是指排尿时感觉尿液排不干净，尿无力是指排尿时感觉用不上力气，导致尿液排出不畅，尿痛是指排尿时尿道疼痛，多与溺孔有实邪阻滞有关。

一、饮食疗法

【常用材料】

葵菜，山药，莲须，益智仁，鸡子黄，车前子。

【应用举例】

（1）葵菜羹（《饮膳正要》）

组成： 葵菜叶

用法用量： 加入适量粳米煮粥，空腹食用。

功能主治： 适用于小便不通。

（2）收束散（《嵩崖尊生》）

组成： 山药、莲须、益智仁各3克。

用法用量： 研为末。米汤调服。

功能主治： 适用于小便频数。

（3）益智粥（《补要袖珍小儿方论》）

组成： 益智仁5克，白茯苓5克。

用法用量： 益智仁、白茯苓研为末，先以大米煮粥，将熟时加入药粉煮熟。早晚空腹温服。

功能主治： 补脾益肾。适用于小儿遗尿。

（4）鸡子黄（《饮膳正要》）

组成： 鸡子黄 1 枚。

用法用量： 生服，不过三服，熟亦可食。

功能主治： 适用于小便不通。

（5）加味益元散（《济阳纲目》）

组成： 滑石 6 克，甘草 2 克，车前子 3 克。

用法用量： 研为末，热水调服。

功能主治： 适用于尿痛。

二、按摩推拿

【推荐取穴】水分、气海、水道、复溜、阴陵泉。

【精准定位】

水分：在下腹部，前正中线上，脐中上 1 寸。

气海：在下腹部，前正中线上，脐中下 1.5 寸。

水道：在下腹部，脐中下 3 寸，距前正中线 2 寸。

复溜：在小腿内侧，太溪穴直上 2 寸，跟腱的前方。

阴陵泉：在小腿内侧，胫骨内侧髁后下方凹陷处。

【推荐手法】

1）推法：仰卧位，先按揉水分穴、气海穴各 2 分钟，再沿水分穴至气海穴循行线，自上而下快速直推，反复操作 5～10 遍，以皮肤透热为度，时间约 5 分钟。

2）点按法：取坐位，用大拇指指腹按揉水道穴、复溜穴、阴陵泉穴，每穴按揉 2 分钟左右，按至产生酸麻胀感为度。

3）摩法：仰卧位，用掌心贴于下腹部气海穴处，做顺时针方向的按揉运动，5～10 分钟，以下腹部有热感为度。

三、功法锻炼

十二段锦——第六段锦：背摩精门

【口诀】 闭气搓手热，背摩后精门。

【方法】 深吸气一口，屏息，不呼气。同时双手两掌相互摩擦搓热，迅速贴至腰背部"精门"，摩擦"精门"的同时缓缓呼气，反复 26 次，结束后收手握固。"精门"即后腰两边软处——肾俞。

【作用机制】 腰为肾之府，腰肾喜温恶寒，掌摩肾俞不仅可以温暖腰部，还可以增强肾脏功能。中医临床中常用此部位来治疗泌尿生殖系统疾病。

第三节 水 肿

水肿是由肺、脾、肾三脏对水液输布功能失调，致体内水湿滞留，泛溢肌肤，引起头面、四肢、腹部甚至全身浮肿的病证。严重者还可能伴有胸水、腹水等。现代医学中急慢性肾小球肾炎、肾病综合征、继发性肾小球疾病等可见水肿症状。

一、饮食疗法

【常用材料】

冬瓜，赤小豆，车前子，鲤鱼，黑豆，白术。

【应用举例】

（1）冬瓜粥（《粥谱》）

组成：新鲜连皮冬瓜。

用法用量：冬瓜切块，同适量粳米煮粥，随意服食。

功能主治：利尿消肿。适用于水肿，皮肤绷急光亮，伴见胸脘痞闷，烦热口渴，小便短赤。

（2）赤小豆粥（《本草纲目》）

组成：赤小豆 30 克，粳米 50 克。

用法用量：煮粥，空腹温服。

功能主治：利尿消肿。适用于各种类型的水肿。

（3）鲤鱼汤（《中国药膳大辞典》）

组成： 鲤鱼1条，赤小豆、陈皮、小椒、草果各30克。

用法用量： 煮熟，空腹食用。

功能主治： 适用于下肢水肿。

（4）黑豆粥（《粥谱》）

组成： 黑豆。

用法用量： 黑豆加水久煮至烂熟，并加盐少许，调匀。随意食。

功能主治： 利水消肿。适用于全身水肿，腹胀尿少。

（5）二奇方（《赤水玄珠》）

组成： 白术15克，滑石9克。

用法用量： 水煎服。

功能主治： 适用于水肿，按之凹陷，不易恢复，兼有脘腹胀满，小便短少。

二、按摩推拿

【推荐取穴】阴陵泉、地机、水泉、涌泉、命门。

【精准定位】

阴陵泉：小腿内侧，胫骨内侧髁后下方凹陷处。

地机：在小腿内侧，阴陵泉下3寸。

水泉：在足跟区，太溪直下1寸，跟骨结节内侧凹陷处。

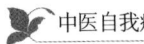

涌泉：在足底，屈足时足前部凹陷处，约当足底第 2、第 3 趾趾缝纹头端与足跟连线 1/3 处与足后 2/3 的交点处。

命门：在腰部，第 2 腰椎棘突下凹陷中。

【推荐手法】

1）点按法：取坐位，用大拇指指腹按揉阴陵泉穴、地机穴、水泉穴、涌泉穴，每穴按揉 2 分钟左右，按至产生酸麻胀感为度。

2）摩法：取坐位，用掌心贴于腰部命门穴上，做顺时针方向的按摩运动，5～10 分钟，以命门透热为度。

三、功法锻炼

十二段锦——第九段锦

【口诀】两脚放舒伸，叉手双虚托。

【方法】取坐位，两脚自然前伸，脚尖向上，两手指交叉反掌向上托。托时要用力，好似向上托举重物一般，托后缓缓放下，收于额前，连续上托 9 次。

【作用机制】此段功法可锻炼全身十二经脉，对于任督二脉亦有良好功效。两腿舒放，注意脚尖向上，牵动足阴阳六经脉拉伸。双手上举可锻炼到手之六经，拉伸背部肌肉群。双手上托举，可配合呼吸排出胸腔之浊气，调畅三焦水道，促进新陈代谢与气血循环，有益于体内多余之浊阴水湿的排出。

第四节 脱发白发

脱发指的是头发容易脱落，白发指的是头发变白。中医认为发为血之余，肝藏血，心主血，肾其华在发，因此白发、脱发与心、肝、肾关系密切。

一、饮食疗法

【常用材料】

枸杞子，白芝麻，黑芝麻，侧柏叶，墨旱莲，大麦。

【应用举例】

（1）金水煎（《遵生八笺》）

组成：枸杞子（红熟者）。

用法用量：用无灰酒浸之，冬6日，夏3日，于砂盆内研令极细，然后以布袋绞取汁，与前浸酒一同慢火熬成膏，于净瓷器内封贮，隔水蒸煮。每服1匙，入酥油少许，温酒调下。

功能主治：益精填髓。适用于须发早白。

（2）巨胜丸（《医灯续焰》）

组成：巨胜子（黑芝麻）、白茯苓、甘菊花各等分。

用法用量：炼蜜为丸，如梧桐子大。每服9克，清晨热汤送服。

功能主治：乌发。

（3）四和汤（《饮膳正要》）

组成： 白面粉、芝麻各 500 克，小茴香 60 克，盐 30 克。

用法用量： 上药炒后研为细末。每日空腹温水调服 10 克。

功能主治： 益肾。适用于肾虚之须发早白。

（4）炒脂麻（《本草纲目》）

组成： 芝麻 30 克。

用法用量： 炒香，加盐少许，嚼食。

功能主治： 补益肝肾。适用于肝肾亏虚之脱发白发。

（5）旱莲膏（《古今医鉴》）

组成： 墨旱莲 8 千克，生姜汁、蜜各 500 克。

用法用量： 旱莲草捣汁滤过，同生姜汁、蜜一同熬膏。每日空腹温服 10 毫升。

功能主治： 乌发。

二、按摩推拿

【取穴】足三里、风池、太溪、血海、曲鬓。

【精准定位】

足三里：在小腿外侧，犊鼻下 3 寸，距胫骨前缘 1 横指。

风池：在颈后区枕骨下，胸锁乳突肌上端与斜方肌上端之间的凹陷中。

太溪：在足内侧，内踝后方，内踝尖与跟腱之间的凹陷处。

血海：屈膝，在大腿内侧，髌骨内侧端上2寸。

曲鬓：在头部，耳前鬓角发际后缘与耳尖水平线交点处。

【推荐手法】

1）点按法：取坐位，用大拇指指腹按揉足三里穴、血海穴、太溪穴，每穴按揉2分钟左右，按至产生酸麻胀感为度。

2）推法：仰卧位，用大拇指指侧沿曲鬓穴至风池穴的耳后循行线，自上而下分推，反复操作5～10遍，以皮肤透热为度。

三、功法锻炼

易筋经——第十一式：打躬势

【口诀】两手齐持脑，垂腰直膝间，头唯探胯下，口更啮牙关，掩耳听散寒，调元气自闲，舌尖还抵腭，力在肘双弯。

【方法】

1）两臂伸直，自身侧向上抬举，高举过头，同时抬头望天，头颈正直。然后屈双肘，两手抱后脑，两肘张开，与肩平行。

2）上身成打躬状，头部低垂至两膝之间，身向前俯。双膝伸直，掌心贴住双耳。两手食指叠于中指之上，滑落轻弹后脑（风池穴附近）36次。缓缓伸腰站直，拧腰向左侧转，再向右侧转，反复做7次。

3）身体转正，抬起脚跟。两手自脑后高举过头，仰掌撑天，舒展身体，同时吸气。

【作用机制】打躬势疏导足少阴经筋，与足少阴肾经相应。

此势具有固肾壮腰，填精补髓的功效，有助于缓解白发、脱发的症状。

第五节 健 忘

健忘是指记忆力减退，对于近期或者长期发生的事情难以回忆起来。在中医认为记忆力是由脑所主管，脑髓来源于肾精，因此记忆力减退，多数与肾精亏损有关系。

一、饮食疗法

【常用材料】

桑椹，鸡头，龟甲，桃核仁，枸杞子，粳米。

【应用举例】

（1）圆椹酒（《寿世青编》）

组成：桑椹、桂圆肉各300克。

用法用量：浸入10升酒中。酌量服，不可过量。

功能主治：补肾益脑。适用于肾虚精亏之健忘。

（2）鸡头粥（《饮膳正要》）

组成：鸡头。

用法用量：鸡头煮熟后研如泥，加入适量粳米煮粥。空腹食用。

功能主治：适用于健忘。

（3）枸杞地黄酒（《圣济总录》）

组成：枸杞子 1200 克，生地黄汁 2000 毫升。

用法用量：枸杞子捣碎，先以好酒 1400 毫升，于瓷瓶内浸 21 日。开封再入地黄汁不犯生水者同浸，勿搅，以纸 3 层封其口，候至立春前 30 日开瓶。每日空腹温服 20 毫升。

功能主治：补肾益精。适用于精血虚损之健忘。

（4）龟甲散（《圣济总录》）

组成：龟甲（炙）、木通（锉）、远志（去心）、石菖蒲各 15 克。

用法用量：研为末。空腹时用酒调服 1.5 克，渐加至 3 克。

功能主治：适用于健忘。

（5）水芝汤（《医方类聚》）

组成：莲子 60 克，甘草 12 克。

用法用量：莲子、甘草炒后制成细粉，每次服用 12 克，加少许食盐，滚开水冲服。

功能主治：益髓健脑，补虚助气。适用于心肾不交所致心烦、失眠、健忘。

二、按摩推拿

【推荐取穴】养老、涌泉、三阴交、百会。

【精准定位】

养老：在前臂背面，尺骨小头的桡侧，与尺骨小头最高点平齐的骨缝之中。

涌泉：在足底，屈足时足心凹陷中，约当足底第 2、第 3 趾趾缝纹头端与足底连线的前 1/3 处与后 2/3 的交点凹陷处。

三阴交：在小腿内侧，足内踝尖直上 3 寸，胫骨内侧缘后方。

百会：在头部，前发际正中直上 5 寸。

【推荐手法】

1）点按法：取坐位，用大拇指指腹按揉养老穴、三阴交穴、百会穴，每穴按揉 2 分钟左右，按至产生酸麻胀感为度。

2）擦法：用拇指指侧着力在足部涌泉穴上，做快速直线往返运动，以足部涌泉穴透热为度，时间 5～10 分钟。

三、功法锻炼

八段锦——第八式：背后七颠百病消

【方法】 详见第五章第二节。

【作用机制】 此式通过导引肢体，放松全身，具有引"浊气"下行，从涌泉穴排出体外的作用。"浊气"是指紧张的情绪、污浊的病气。此势颠动脚跟，有助于增加椎骨韧带之间的强度，增强脊髓神经功能，加强神经调节；有助于清阳之气上升与浊气下降，从而使头脑清明，改善健忘的症状。

附 篇

应时膳食篇

中医理论认为，食物对于人体的健康是有益的，恰当地食用可以起到保健以及治疗疾病的作用。在中医经典《素问·五常政大论》中提到："谷肉果菜，食养尽之"，明确指出在用药物治疗疾病到某种程度之后，可以采用食疗的方法巩固或增强疗效。中国古代的医家也曾著书立说对食疗进行了深入的探索，如唐代医家孟诜的《食疗本草》、清代王孟英的《随息居饮食谱》等均记载了众多的药食两用的动植物以便于择机食用促进健康。本篇章主要记载了药食两用的药物，希望亲爱的读者可以通过恰当地使用，缓解身体不适，给自己带来健康。

本篇所要分享给大家的内容是应时膳食。那么什么是应时膳食呢？"应时"一词是中医当中独特的理念，它隶属于中医天人相应的范畴。中医认为人体的生理功能与天地四时交替的周期性节律相对应，应该在春夏保养阳气，秋冬保养阴气才能顺应天地自然的规律，以健康长寿。应时，简而言之就是顺应时间的变化规律，采用适当的方法保养自身。

那么"应时"的"时"又是指的什么呢？时就是指时间，时间的单位在中国传统文化当中有众多的时间周期，比如以年为单位、以月为单位、以日为单位、以时为单位、以季度为单位等诸多的时间长度划分。我们在本篇中主要阐述中医在以月为单位和以日为单位的时间规律中自我养生保健的应用。

中国古代有独特的记录时间方式，那就是六十甲子。六十甲子由十个天干和十二个地支互相搭配而成。什么是天干地支呢？干字在古人的观念里是树木的主干，因多作为房梁使用位于高处，故被称为天干。支字在古人的观念里是树木的分支，因多作为房屋的支撑使用，故被称为地支。天干有十个，分别是甲、乙、丙、丁、戊、己、庚、辛、壬、癸。地支有十二个，分别是子、丑、寅、卯、辰、巳、午、未、申、酉、戌、亥。天干和地支均具有时间和空间属性，可以用来表示不同的时间和空间。天干和地支两两互相搭配就构成了六十甲子，用来表示传统的年月日时。例如2023年4月1日，用干支历法表示为癸卯年乙卯月己丑日。在本篇当中为了应用方便，我们只探讨顺应月和日所应采取的食养方案。

在中医理论当中用天干地支来表示人体的脏腑经络肢体部位，当年月日时的时空模型运转到某一干支的时候，人体的相应脏腑经络容易受病。以己丑日来说，当天容易凸显的不适症状以脾胃系统疾病为主，例如腹泻、纳差、消化不良、肌肉酸痛等。下面将详细叙述十天干和十二地支所可以代表的脏腑经络和肢体部位，以供亲爱的读者朋友们查阅。

甲：胆、头、脑、骨、腰脊、督脉、升发之气等。

乙：肝、肝气、筋、指甲（趾甲）、升发之气等。

丙：心阳、心、心气、发热等。

丁：肾气、浮热等。

戊：胃气、元气（中气）、心气等。

己：脾气、肌肉等。

庚：肺、肠、肃降之气等。

辛：肺气、皮毛、司气等。

壬：肾阴、膀胱等。

癸：血等。

子：元阴、阴精、血等。

丑：脾气、脾阴、肌肉、肿结等。

寅：头、脑、背、骨、腰、脊、胆，升发之气等。

卯：肝气、脉、筋、指（趾）甲、咽喉、肝阳等。

辰：胃阳、胃气、元气、正气等。

巳：心、心阳、阳气、上浮之火等。

午：肾阳、元阳、红肿等。

未：脾气、脾阳、肌肉等。

申：肺、肺阳、肠等。

酉：肺、肺气等。

戌：胃阳、胃气、肾气等。

亥：肾、肾阴、带脉、子宫等。

我们如何在日常的养生保健中使用天干地支呢？可以通过一些万年历软件来找到身体不适当天的干支纪日，然后按照下文中不同干支纪日的药食进行选择，有助于为自己调治一些疾病。如果平素身体健康无疾，也可以按照应时药食食用可以有益健康。

六十甲子每日饮食宜忌

药食方案配伍依据主要源于干支的变化，每组干支都代表特定的脏腑之气，每天的药食都是为了顺应脏腑之气的变化，有余者补之，不足者泻之。以甲子日干支为例，甲子代表头脑、骨骼、血液、阴精等，当日容易出现相关方面问题，故应用具有甲和子属性的药食补充人体所不足，应象于甲子属性的药食有首乌藤，天麻，夏枯草，白芍，酸枣仁，牛膝，丹皮，川芎，生地黄，熟地黄，蜂蜜，覆盆子等。读者朋友在使用时可以根据当天不适症状，查阅每一味药物的作用，选择其中一种或者几种，在药典规定的剂量范围内使用，以缓解各种不适症状。例如在甲子日出现了腹痛的症状，通过查阅建议的药食，得知川芎、白芍等具有治疗腹痛的作用，可以取3～5克川芎、白芍用沸水泡服，以缓解不适。

1. 甲子日易发疾患与药食宜用

人体的胆、腰、脊、骨等应象于"甲"；血等精微物质应象于"子"。当"甲"或"子"与天地自然之气不能相通应时，其对应的人体生理功能亦随之失调，并引起身体某方面的不适或疾患。

1）容易出现的不适或疾患：头晕、腰痛、血液病、腹痛等。

2）重点防护：胆囊疾患、脊椎疾患、骨盆疾患、血液病。

3）应象于甲木和子水的可备选药食：首乌藤，天麻，夏枯草，白芍，酸枣仁，牛膝，丹皮，川芎，生地黄，熟地黄，蜂蜜，覆盆子。

2. 乙丑日易发疾患与药食宜用

人体的肝、肝气、筋、指（趾）甲等应象于"乙"；脾、脾气、脾阴、肌肉、肿结等应象于"丑"。当"乙"或"丑"与天地自然之气不能相通应的时候，其对应的人体生理功能亦随之失调，并引起身体某方面的不适或疾患。

1）容易出现的不适或疾患：多梦、易怒、胸肋不适、颈部不适、筋脉损伤、腹泻、腹痛、食欲不佳、咽喉不适等。

2）重点防护：肝脏疾病、糖尿病。

3）应象于乙木和丑土可备选药食：蒺藜，当归，枸杞子，玉竹，白术，菟丝子，白扁豆，黄芩，白芷，吴茱萸，党参，太子参，五味子，白芍，酸枣仁，牛膝。

3. 丙寅日易发疾患与药食宜用

人体的心阳、心火等应象于"丙"；胆、头、脑、背、骨、腰、脊等应象于"寅"。当"丙"或"寅"与天地自然之气不能相通应的时候，其对应的人体生理功能亦随之失调，并引起身体某方面的不适或疾患。

1）容易出现的不适或疾患：发热、头痛、口苦、眼睛不适、心慌心悸、胆囊炎等。

2）重点防护：肝胆疾患、心疾患。

3）应象于丙火和寅木可备选药食：桑椹，木贼，首乌藤，天麻，夏枯草，大枣，干姜，人参，党参，麦冬，玉竹，龙眼肉。

4. 丁卯日易发疾患与药食宜用

人体的肾气、肾阳等应象于"丁",肝、肝气、脉、筋、指(趾)甲、咽喉、升发之气等应象于"卯"。当"丁"或"卯"与天地自然之气不能相通应的时候,其对应的人体生理功能亦随之失调,并引起身体某方面的不适或疾患。

1)容易出现的不适或疾患:情绪暴躁易怒、眼睛红肿、烦热、发热、筋脉损伤、颈部不适等。

2)重点防护:头部疾患、生殖系统疾患。

3)应象于丁火和卯木可备选药食:玄参,甘草,地黄,当归,枸杞子,玉竹,龙眼肉,小茴香,花椒,槐米,槐花,芦荟。

5. 戊辰日易发疾患与药食宜用

人体的胃气、元气(中气)、心气等应象于"戊";胃阳、胃气、元气、阴精等应象于"辰"。当"戊"或"辰"与天地自然之气不能相通应的时候,其对应的人体生理功能亦随之失调,并引起身体某方面的不适或疾患。

1)容易出现的不适或疾患:胃胀、胃痛、乏力、食欲不佳、心慌、心悸、行动迟缓等。

2)重点防护:胃疾患、腰部疾患。

3)应象于戊土和辰土可备选药食:蒲公英,当归,枸杞子,玉竹,龙眼肉,白芍,酸枣仁,牛膝,大枣,党参,麦冬。

6. 己巳日易发疾患与药食宜用

人体的脾，脾气等应象于"己"；心、心阳、阳气、上浮之火等应象于"巳"。当"己"或"巳"与天地自然之气不能相通应的时候，其对应的人体生理功能亦随之失调，并引起身体某方面的不适或疾患。

1）容易出现的不适或疾患：心慌、心悸、心痛、食欲不佳、头痛、头热、肌肉酸痛等。

2）重点防护：心疾患、脾疾患。

3）应象与己土和巳火可备选药食：吴茱萸，白芷，大枣，干姜，人参，麦冬，玉竹，党参，龙眼肉，山药，川贝母，浙贝母，百合。

7. 庚午日易发疾患与药食宜用

人体的肺（气），肠（气）等应象于"庚"；肾气，肾阳等应象于"午"。当"庚"或"午"与天地自然之气不能相通应的时候，其对应的人体生理功能亦随之失调，并引起身体某方面的不适或疾患。

1）容易出现的不适或疾患：大便干燥不畅、痔疮、尿痛、尿赤、咳嗽喘促、皮肤破溃等。

2）重点防护：肺疾患、肠疾患、肾疾患。

3）应象于庚金和午火可备选药食：牛蒡子，白术，菟丝子，白扁豆，山茱萸，肉桂。

8. 辛未日易发疾患与药食宜用

人体的肺气、咽喉等应象于"辛";脾、肌肉等应象于"未"。当"辛"或"未"与天地自然之气不能相通应的时候,其对应的人体生理功能亦随之失调,并引起身体某方面的不适或疾患。

1)容易出现的不适或疾患:怕热多汗,感冒咳嗽,多饮多尿,舌燥少津等。

2)重点防护:肺疾患、糖尿病。

3)应象于辛金和未土可备选药食:杏仁,麦冬,金银花,当归,枸杞子,龙眼肉,玉竹,山茱萸,肉桂,白术,菟丝子,白扁豆,党参,肉豆蔻,茯苓,陈皮,白豆蔻。

9. 壬申日易发疾患与药食宜用

人体的肾阴、膀胱等应象于"壬",肺、肺气、肠、肃降之气等应象于"申"。当"壬"或"申"与天地自然之气不能相通应的时候,其对应的人体生理功能亦随之失调,并引起身体某方面的不适或疾患。

1)容易出现的不适或疾患:尿频尿急、大便溏泻、受寒受风等。

2)重点防护:肠胃疾患、生殖系统疾患。

3)应象于壬水和申金可备选药食:淡竹叶,杜仲,巴戟天,核桃仁,制首乌,肉苁蓉,大枣,麦冬,玉竹,龙眼肉,党参,山药,贝母,百合,白茅根,芦根,天冬,车前子。

10. 癸酉日易发疾患与药食宜用

人体的血等应象于"癸";肺、肺气等应象于"酉"。当"癸"或"酉"与天地自然之气不能相通应的时候,其对应的人体生理功能亦随之失调,并引起身体某方面的不适或疾患。

1)容易出现的不适或疾患:出血、咳血、咳嗽、喘促、妇科疾患。

2)重点防护:出血性疾病、肺疾患。

3)应象于癸水和酉金可备选药食:川芎,丹皮,党参,太子参,五味子,杏仁,罗汉果,青果,鱼腥草,胖大海。

11. 甲戌日易发疾患与药食宜用

人体的胆、骨等应象于"甲";胃、肾阳等应象于"戌"。当"甲"或"戌"与天地自然之气不能相通应的时候,其对应的人体生理功能亦随之失调,并引起身体某方面的不适或疾患。

1)容易出现的不适或疾患:头晕、头痛、腰痛、腹痛、胆结石、胆囊炎、胃痛、不孕不育等。

2)重点防护:脑部疾患、胆囊疾患、胃部疾患、肾系疾患。

3)应象于甲木和戌土的可备选药食:首乌藤,天麻,夏枯草,党参,太子参,五味子,山茱萸,肉桂,大枣,麦冬,玉竹,龙眼肉。

12. 乙亥日易发疾患与药食宜用

人体的肝、肝气、筋、指(趾)甲、升发之气等应象于"乙";

肾、肾阴、带脉、子宫等应象于"亥"。当"乙"或"亥"与天地自然之气不能相通应的时候，其对应的人体生理功能亦随之失调，并引起身体某方面的不适或疾患。

1）容易出现的不适或疾患：头晕、头痛、颈椎不适、多梦、筋酸筋痛、情绪暴躁、痛经、带下异常、尿频尿急、腹痛等。

2）重点防护：肝脏疾患、肾脏疾患。

3）应象于乙木和亥水可备选药食：蒺藜、核桃仁、肉苁蓉、制何首乌、骨碎补、桑葚、五加皮、沙苑子、猪肝。

13. 丙子日易发疾患与药食宜用

人体的心、心阳（火）等应象于"丙"；元阴、阴精、血等应象于"子"。当"丙"或"子"与天地自然之气不能相通应的时候，其对应的人体生理功能亦随之失调，并引起身体某方面的不适或疾患。

1）容易出现的不适或疾患：心慌、心悸、口腔溃疡、眼睛干涩、口干口渴、烦热、出血等。

2）重点防护：心疾患、出血性疾患。

3）应象于丙火和子水可备选药食：桑葚、木贼、川芎、丹皮、白芍、酸枣仁、牛膝、莲子、红花、红景天。

14. 丁丑日易发疾患与药食宜用

人体的肾、肾气等应象于"丁"；脾、肌肉等应象于"丑"。当"丁"或"丑"与天地自然之气不能相通应的时候，其对应的人体生理功能亦随之失调，并引起身体某方面的不适或疾患。

1）容易出现的不适或疾患：烦热、腹痛、腹泻、血糖异常、纳差等。

2）重点防护：糖尿病、肾疾患、消化疾患。

3）应象于丁火和丑土可备选药食：玄参，甘草，地黄，白术，菟丝子，白扁豆，党参，太子参，五味子，白芍，酸枣仁，牛膝。

15. 戊寅日易发疾患与药食宜用

人体的胃气、元气（中气）、心气等应象于"戊"；胆、升发之气等应象于"寅"。当"戊"或"寅"与天地自然之气不能相通应的时候，其对应的人体生理功能亦随之失调，并引起身体某方面的不适或疾患。

1）容易出现的不适或疾患：疲乏、无力、心慌、心悸、食欲不振、身体怕冷、腰膝酸软、脏器脱垂、头晕等。

2）重点防护：胃疾患、胆囊疾患。

3）应象于戊土和寅木可备选药食：蒲公英，骨碎补，大枣，干姜，人参，党参，麦冬，玉竹，龙眼肉，香附，黄芪。

16. 己卯日易发疾患与药食宜用

人体的脾气等应象于"己"；肝、肝气、脉、筋、指（趾）甲、咽喉等应象于"卯"。当"己"或"卯"与天地自然之气不能相通应的时候，其对应的人体生理功能亦随之失调，并引起身体某

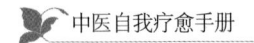

方面的不适或疾患。

1）容易出现的不适或疾患：肌肉酸痛、头晕、咽痛、腹痛、情绪异常、牙痛等。

2）重点防护：消化疾病、肝脏疾病。

3）应象于己土和卯木可备选药食：吴茱萸、白芷、当归、枸杞子、龙眼肉、玉竹、玳玳花。

17. 庚辰日易发疾患与药食宜用

人体的肺、肠等应象于"庚"；胃、胃气、胃阳、元气、正气等应象于"辰"。当"庚"或"辰"与天地自然之气不能相通应的时候，其对应的人体生理功能亦随之失调，并引起身体某方面的不适或疾患。

1）容易出现的不适或疾患：胃痛、胃胀、心痛、大便异常、肩背部不适等。

2）重点防护：肠疾患、肺系疾患、肾衰竭。

3）应象于庚金和辰土可备选药食：牛蒡子、当归、枸杞子、龙眼肉、玉竹、党参、大枣、白芍、酸枣仁、牛膝。

18. 辛巳日易发疾患与药食宜用

人体的肺气、结核、身体右侧等应象于"辛"；心、阳气、元气等应象于"巳"。当"辛"或"巳"与天地自然之气不能相通应的时候，其对应的人体生理功能亦随之失调，并引起身体某方面的不适或疾患。

1）容易出现的不适或疾患：怕热多汗、感冒咳嗽、口舌干燥、身体右侧不适、胸胁胀痛、皮肤瘙痒、咽痛咽痒等。

2）重点防护：肺系疾患、心系疾患。

3）应象于辛金和巳火可备选药食：杏仁，麦冬，金银花，大枣，干姜，人参，麦冬，玉竹，龙眼肉，党参，山药，川贝母，浙贝母，百合，柏子仁。

19. 壬午日易发疾患与药食宜用

人体的肾阴、膀胱等应象于"壬"；肾阳、元阳等应象于"午"。当"壬"或"午"与天地自然之气不能相通应的时候，其对应的人体生理功能亦随之失调，并引起身体某方面的不适或疾患。

1）容易出现的不适或疾患：腰酸、腰疼、尿频、尿急、带下异常、腹痛、腹泻、喘促、水肿、身体脓肿等。

2）重点防护：肾脏疾患、哮喘。

3）应象于壬水和午火可备选药食：淡竹叶，杜仲，巴戟天，山茱萸，肉桂，白术，菟丝子，白扁豆，远志，淫羊藿。

20. 癸未日易发疾患与药食宜用

人体的血、阴精等应象于"癸"；脾、脾气等应象于"未"。当"癸"或"未"与天地自然之气不能相通应的时候，其对应的人体生理功能亦随之失调，并引起身体某方面的不适或疾患。

1）容易出现的不适或疾患：食欲不振、皮肤瘙痒、口干、口渴、失眠、多梦、肌肉痉挛、血糖异常、月经量少等。

2）重点防护：出血性病患、脾疾患。

3）应象于癸水和未土的可备选药食：川芎，丹皮，当归，枸杞子，玉竹，龙眼肉，山茱萸，肉桂，白术，菟丝子，白扁豆，益母草。

21. 甲申日易发疾患与药食宜用

人体的胆、头、骨等应象于"甲"；肺气、肠气等应象于"申"。当"甲"或"申"与天地自然之气不能相通应的时候，其对应的人体生理功能亦随之失调，并引起身体某方面的不适或疾患。

1）容易出现的不适或疾患：头痛、头晕、思维不清晰、腰痛、腹泻肠鸣、胸部不适、咳嗽等。

2）重点防护：胆囊疾患、脑部疾患、肺系疾患、肠系疾患。

3）应象于甲木和申金可备选药食：首乌藤，天麻，夏枯草，山药，川贝母，浙贝母，大枣，党参，麦冬，玉竹，龙眼肉，核桃仁，肉苁蓉，制何首乌，马齿苋，决明子，木香。

22. 乙酉日易发疾患与药食宜用

人体的肝气、身体左侧等应象于"乙"；肺气、结核等应象于"酉"。当"乙"或"酉"与天地自然之气不能相通应的时候，其对应的人体生理功能亦随之失调，并引起身体某方面的不适或疾患。

1）容易出现的不适或疾患：颈部不适、咽痛鼻塞、咳嗽喘息、胸胁胀痛、情绪异常、筋脉损伤等。

2）重点防护：高血压、肝疾患、肺系疾患、咽喉疾患。

3）应象于乙木和酉金可备选药食：蒺藜，党参，太子参，五味子，枳壳，青皮，佛手，郁李仁，香橼，桑叶，侧柏叶，酸角，葱，姜，蒜。

23. 丙戌日易发疾患与药食宜用

人体的心阳（火）等应象于"丙"；胃阳、胃气、肾气等应象于"戌"。当"丙"或"戌"与天地自然之气不能相通应的时候，其对应的人体生理功能亦随之失调，并引起身体某方面的不适或疾患。

1）容易出现的不适或疾患：慢性胃炎、急性胃炎、心悸、心慌、心梗、冠心病、发热、食积等。

2）重点防护：心疾患、胃疾患、肾疾患。

3）应象于丙火和戌土可备选药食：桑椹，木贼，山茱萸，肉桂，大枣，党参，麦冬，玉竹，龙眼肉，五味子，太子参。

24. 丁亥日易发疾患与药食宜用

人体的肾、肾气等应象于"丁"；肾、肾阴等应象于"亥"。当"丁"或"亥"与天地自然之气不能相通应的时候，其对应的人体生理功能亦随之失调，并引起身体某方面的不适或疾患。

1）容易出现的不适或疾患：腹痛、腹泻、尿急、尿频、腰痛、背痛、头晕、头痛等。

2）重点防护：肾疾患、泌尿系疾患、脊椎疾患、脑疾患。

3）应象于丁火和亥水可备选药食：玄参，甘草，地黄，骨碎补，核桃仁，肉苁蓉，制何首乌，赤小豆。

25. 戊子日易发疾患与药食宜用

人体的胃气、元气（中气）、心气等应象于"戊"；元阴、阴精、血等应象于"子"。当"戊"或"子"与天地之气不能相通应的时候，人体生理功能亦随之失调，并引起身体某方面的不适或疾患。

1）容易出现的不适或疾患：胃痛、胃胀、胃下垂、胃出血、牙龈肿痛、乏力疲惫、食欲不振、头昏头胀、情绪低落等。

2）重点防护：胃疾患、出血性疾患。

3）应象于戊土和子水可备选药食：蒲公英，川芎，丹皮，白芍，酸枣仁，川牛膝，怀牛膝。

26. 己丑日易发疾患与药食宜用

人体的脾气等应象于"己"；脾等应象于"丑"。当"己"或"丑"与天地自然之气不能相通应的时候，其对应的人体生理功能亦随之失调，并引起身体某方面的不适或疾患。

1）容易出现的不适或疾患：腹痛、腹泻、肌肉酸痛、食欲不佳、行动迟缓、思维缓慢、情绪低落、牙龈出血等。

2）重点防护：脾疾患、小肠疾患。

3）应象于己土和丑土可备选药食：吴茱萸，白芷，白术，菟丝子，白扁豆，党参，太子参，五味子，白芍，酸枣仁，牛膝。

27. 庚寅日易发疾患与药食宜用

人体的肺、肠、肃降之气等应象于"庚";胆、头、脑、背、骨、腰、脊等应象于"寅"。当"庚"或"寅"与天地自然之气不能相通应的时候,其对应的人体生理功能亦随之失调,并引起身体某方面的不适或疾患。

1) 容易出现的不适或疾患:便秘、腹泻、喘息、咳嗽、头痛、腰痛、胆囊炎等。

2) 重点防护:肝胆疾患、高血压。

3) 应象于庚金和寅木可备选药食:牛蒡子,骨碎补,大枣,人参,干姜,党参,麦冬,玉竹,龙眼肉。

28. 辛卯日易发疾患与药食宜用

人体的肺气、咽喉等应象于"辛";肝气、筋脉等应象于"卯"。当"辛"或"卯"与天地自然之气不能相通应的时候,其对应的人体生理功能亦随之失调,并引起身体某方面的不适或疾患。

1) 容易出现的不适或疾患:怕热多汗、感冒咳嗽、身体右侧疼痛、咽痛鼻塞、暴躁易怒、腹痛、胁肋胀痛等。

2) 重点防护:肺系疾患、肝疾患、咽喉疾患、血压异常。

3) 应象于辛金和卯木可备选药食:杏仁,麦冬,金银花,蒺藜,当归,枸杞子,龙眼肉,玉竹,桔梗,菊花,薄荷。

29. 壬辰日易发疾患与药食宜用

人体的肾气、膀胱等应象于"壬";胃、元气等应象于"辰"。当"壬"或"辰"与天地自然之气不能相通应的时候,其对应的人体生理功能亦随之失调,并引起身体某方面的不适或疾患。

1)容易出现的不适或疾患:腹痛、腰痛、尿频、尿急、纳呆、胃胀、心慌、心悸等。

2)重点防护:肾疾患、胃疾患。

3)应象于壬水和辰土可备选药食:淡竹叶,巴戟天,肉苁蓉,当归,枸杞子,玉竹,龙眼肉,大枣,党参,白芍,酸枣仁,牛膝,知母。

30. 癸巳日易发疾患与药食宜用

人体的血、阴精等应象于"癸";心、心阳、阳气、上浮之火等应象于"巳"。当"癸"或"巳"与天地自然之气不能相通应的时候,其对应的人体生理功能亦随之失调,并引起身体某方面的不适或疾患。

1)容易出现的不适或疾患:心悸、心慌、心痛、口干口渴、眼睛干涩、出血、口腔溃疡等。

2)重点防护:出血性疾患、心脏疾患。

3)应象于癸水和巳火可备选药食:川芎,丹皮,大枣,干姜,人参,党参,麦冬,玉竹,龙眼肉,山药,百合,川贝母,浙贝母,小蓟,余甘子,沙棘,三七,大蓟,丹参。

31. 甲午日易发疾患与药食宜用

人体的胆、头、脑、骨、腰脊、督脉等均应象于"甲";阳精、先天元阳、肾阳、肾气、阳气等均应象于"午"。当"甲"或"午"与天地自然之气不能相通应的时候,其对应的人体生理功能亦随之失调,并引起身体某方面的不适或疾患。

1）容易出现的不适或疾患:头痛、头晕、腰痛、生殖系统疾患、皮肤脓肿等。

2）重点防护:血压异常、肾病、肺疾患。

3）应象于甲木和午火可备选药食:首乌藤,天麻,夏枯草,山茱萸,肉桂,白术,菟丝子,白扁豆。

32. 乙未日易发疾患与药食宜用

人体的肝、肝气、筋、指（趾）甲、升发之气等应象于"乙",脾等应象于"未"。当"乙"或"未"与天地自然之气不能相通应的时候,其对应的人体生理功能亦随之失调,并引起身体某方面的不适或疾患。

1）容易出现的不适或疾患:颈椎不适、肌肉酸痛、筋脉损伤、腹痛、腹泻、食欲不佳、血糖异常、肝硬化、肝脏肿物等。

2）重点防护:脾胃疾患、生殖系统疾患。

3）应象于乙木和未土可备选药食:蒺藜,当归,枸杞子,玉竹,龙眼肉,白术,菟丝子,白扁豆,山茱萸,肉桂,荷叶。

33. 丙申日易发疾患与药食宜用

人体的心阳（火）等应象于"丙"；肺、肺阳、肠等应象于"申"。当"丙"或"申"与天地自然之气不能相通应的时候，其对应的人体生理功能亦随之失调，并引起身体某方面的不适或疾患。

1）容易出现的不适或疾患：心慌、心悸、胸闷、眼睛不适、口腔溃疡、大便干燥、肠炎等。

2）重点防护：心脏疾患、肠疾患、肺疾患。

3）应象于丙火和申金可备选药食：桑椹，木贼，大枣，麦冬，玉竹，龙眼肉，党参，山药，百合，川贝母，浙贝母，核桃仁，肉苁蓉，制首乌，火麻仁。

34. 丁酉日易发疾患与药食宜用

人体的肾气等应象于"丁"；肺、肺气、皮毛、咽喉等均应象于"酉"。当"丁"或"酉"与天地自然之气不能相通应的时候，其对应的人体生理功能亦随之失调，并引起身体某方面的不适或疾患。

1）容易出现的不适或疾患：尿频、尿急、反酸、烧心、感冒、咳嗽、咽痛、鼻塞、身体右侧不适等。

2）重点防护：肾脏疾患、肺疾患。

3）应象于丁火和酉金可备选药食：玄参，甘草，地黄，山茱萸，肉桂，党参，太子参，五味子。

35. 戊戌日易发疾患与药食宜用

人体的胃、元气等均应象于"戊";胃、胃阳等均应象于"戌"。当"戊"或"戌"与天地自然之气不能相通应的时候,其对应的人体生理功能亦随之失调,并引起身体某方面的不适或疾患。

1)当天容易出现的不适或疾患:胃痛、胃胀、胃肿物、牙龈肿痛、咽干咽痛等。

2)重点防护:胃疾患。

3)应象于戊土和戌土可备选药食:蒲公英,山茱萸,肉桂,大枣,党参,太子参,麦冬,玉竹,五味子。

36. 己亥日易发疾患与药食宜用

人体的脾气、肌肉等均应象于"己";肾气、膀胱等均应象于"亥"。当"己"或"亥"与天地自然之气不能相通应的时候,其对应的人体生理功能亦随之失调,并引起身体某方面的不适或疾患。

1)容易出现的不适或疾患:腹痛、腹胀、吸气困难、呕吐、腹泻、尿频、尿急、腰痛、耳鸣、耳聋等。

2)重点防护:糖尿病、肾疾患、脊柱疾患、脑疾患。

3)应象于己土和亥水可备选药食:吴茱萸,白芷,核桃仁,肉苁蓉,制何首乌,骨碎补。

37. 庚子日易发疾患与药食宜用

人体的肺、肠等均应象于"庚";阴精、先天元阴、血、阴气等均应象于"子"。当"庚"或"子"与与天地自然之气不能相通应的时候,其对应的人体生理功能亦随之失调,并引起身体某方面的不适或疾患。

1)容易出现的不适或疾患:咳嗽、喘憋、便溏、肠炎、水肿、外伤出血等。

2)重点防护:出血性疾患、肠疾患、肺疾患。

3)应象于庚金和子水可备选药食:牛蒡子、川芎、丹皮、白芍、酸枣仁、川牛膝、怀牛膝、白果、牡蛎、桃仁。

38. 辛丑日易发疾患与药食宜用

人体的肺气、皮毛等均应象于"辛";脾、脾气、脾阴、肌肉、肿结等均应象于"丑"。当"辛"或"丑"与天地自然之气不能相通应的时候,其对应的人体生理功能亦随之失调,并引起身体某方面的不适或疾患。

1)容易出现的不适或疾患:咳嗽、喘息、皮肤病、腹痛、腹泻、肺肿物等。

2)重点防护:皮肤病、胃肠疾患、感冒。

3)应象于辛金和丑土可备选药食:杏仁、麦冬、金银花、白术、菟丝子、白扁豆、党参、太子参、五味子、白芍、酸枣仁、牛膝、芡实、香薷、薏苡仁、藿香、佩兰、土茯苓。

39. 壬寅日易发疾患与药食宜用

人体的肾阴、膀胱等类"壬"，胆、头、脑、背、骨、腰脊等类"寅"。当"壬"或"寅"与天地自然之气不能相通应的时候，其对应的人体生理功能亦随之失调，并引起身体某方面的不适或疾患。

1) 容易出现的不适或疾患：头晕、头痛、腰痛、尿频、尿急、腹痛、胆囊疾患等。

2) 重点防护：肝胆疾患、生殖系统疾患。

3) 应象于壬水和寅木可备选药食：淡竹叶、杜仲、巴戟天、骨碎补、大枣、麦冬、玉竹、龙眼肉、党参、核桃仁、肉苁蓉。

40. 癸卯日易发疾患与药食宜用

人体的血等均应象于"癸"；肝、肝阳等均应象于"卯"。当"癸"或"卯"与天地自然之气不能相通应的时候，其对应的人体生理功能亦随之失调，并引起身体某方面的不适或疾患。

1) 容易出现的不适或疾患：口干口渴、月经不调、月经量少、咽痛、烦躁易怒、胸肋不适、异常出血等。

2) 重点防护：出血性疾病、肝脏疾患。

3) 应象于癸水和卯木可备选药食：川芎、丹皮、当归、枸杞子、玉竹、龙眼肉、乌梅、枳椇子。

41. 甲辰日易发疾患与药食宜用

人体的胆、头、脑、骨、腰脊、督脉、生发之气等均应象于"甲";胃阳、胃气、元气、阴精等均应象于"辰"。当"甲"或"辰"与天地自然之气不能相通应的时候,其对应的人体生理功能亦随之失调,并引起身体某方面的不适或疾患。

1) 容易出现的不适或疾患:头晕、头痛、腰酸、腰痛、胆囊区不适、脊柱疾患、胃胀、胃痛。

2) 重点防护:头部疾患、胆囊疾患、胃疾患。

3) 应象于甲木和辰土可备选药食:首乌藤,天麻,夏枯草,当归,枸杞子,玉竹,龙眼肉,大枣,党参,麦冬,白芍,酸枣仁,牛膝,麦芽,葛根,升麻。

42. 乙巳日易发疾患与药食宜用

人体的肝、筋脉等均应象于"乙";心、阳气、元气等均应象于"巳"。当"乙"或"巳"与天地自然之气不能相通应的时候,其对应的人体生理功能亦随之失调,并引起身体某方面的不适或疾患。

1) 容易出现的不适或疾患:颈椎不适、身体左侧不适、胸胁胀痛、暴躁易怒、心慌心悸、心痛、走路不稳、眼睛干涩红肿等。

2) 重点防护:血压异常、肝疾患、心疾患。

3) 应象于乙木和巳火可备选药食:蒺藜,大枣,干姜,人参,党参，玉竹，龙眼肉，麦冬，山药，百合，川贝母，浙贝母，金银花，竹茹，玫瑰花，樱桃。

43. 丙午日易发疾患与药食宜用

人体的心、阳气等均应象于"丙"；肾、肾气等均应象于"午"。当"丙"或"午"与天地自然之气不能相通应的时候，其对应的人体生理功能亦随之失调，并引起身体某方面的不适或疾患。

1）当天容易出现的不适或疾患：心慌心悸、失眠、口干口苦、发热、眼干眼痒、皮肤脓肿等。

2）重点防护：心疾患、肾疾患。

3）应象于丙火和午火可备选药食：桑椹，木贼，山茱萸，肉桂，白术，菟丝子，白扁豆，栀子。

44. 丁未日易发疾患与药食宜用

人体的肾气等类"丁"；脾、脾气、脾阳、肌肉等均应象于"未"。当"丁"或"未"胸胁胀痛，暴躁易怒，其对应的人体生理功能亦随之失调，并引起身体某方面的不适或疾患。

1）容易出现的不适或疾患：腹痛、泄泻、烘热汗出、多梦、烦躁、血糖升高、头晕头痛。

2）重点防护：胃肠疾患、肾疾患、糖尿病。

3）应象于丁火和未土可备选药食：玄参，甘草，地黄，当归，枸杞子，玉竹，龙眼肉，山茱萸，肉桂，白术，菟丝子，白扁豆。

45. 戊申日易发疾患与药食宜用

人体的胃气、元气、中气、心气等均应象于"戊";肺、肺气、肠等均应象于"申"。当"戊"或"申"与天地自然之气不能相通应的时候,其对应的人体生理功能亦随之失调,并引起身体某方面的不适或疾患。

1)容易出现的不适或疾患:乏力气短、心慌心悸、大便无力、肠道肿物等。

2)重点防护:脾胃疾患、肠疾患、肺疾患。

3)应象于戊土和申金可备选药食:蒲公英,大枣,干姜,人参,山药,百合,川贝母,浙贝母,核桃仁,肉苁蓉,制何首乌,山楂,鸡内金,莱菔子,紫苏子,厚朴,枳实,白萝卜。

46. 己酉日易发疾患与药食宜用

人体的脾气等类"己",肺、肺气、皮毛、咽喉、输布等类"酉"。当"己"或"酉"与天地自然之气不能相通应的时候,其对应的人体生理功能亦随之失调,并引起身体某方面的不适或疾患。

1)容易出现的不适或疾患:肌肉酸痛、纳食不佳、情绪低落、咳嗽胸闷、咽喉不适、肺肿物等。

2)重点防护:脾胃疾患、肺疾患。

3)应象于己土和酉金可备选药食:吴茱萸,白芷,杏仁,党参,太子参,五味子。

47. 庚戌日易发疾患与药食宜用

人体的肺、肠等均应象于"庚";胃、肾阳等均应象于"戌"。当"庚"或"戌"与天地自然之气不能相通应的时候,其对应的人体生理功能亦随之失调,并引身体某方面的不适或疾患。

1) 容易出现的不适或疾患:咳嗽、大便不畅、胃胀胃、痛、口干口渴、胃肿物、肺肿物、肠道肿物等。

2) 重点防护:肠系疾患、胃疾患、肾疾患。

3) 应象于庚金和戌土可备选药食:牛蒡子,山茱萸,肉桂,白术,大枣,山楂,党参,麦冬,玉竹,龙眼肉,太子参,五味子,茯苓,白及。

48. 辛亥日易发疾患与药食宜用

人体的肺气、皮毛、司气等均应象于"辛";肾、肾阴、带脉、子宫等均应象于"亥"。当"辛"或"亥"与天地自然之气不能相通应的时候,其对应的人体生理功能亦随之失调,并引起身体某方面的不适或疾患。

1) 当天容易出现的不适或疾患:咳嗽、喘息、咽痛、身体右侧不适、尿频、尿急、带下异常、腹痛、生殖系统疾患等。

2) 重点防护:肺疾患、肾脏疾患。

3) 应象于辛金和亥水可备选药食:杏仁,麦冬,金银花,骨碎补,核桃仁,肉苁蓉,制何首乌,淡豆豉,地骨皮,积雪草,银杏叶,荸荠。

49. 壬子日易发疾患与药食宜用

人体的肾、膀胱等应象于"壬";血、阴精等应象于"子"。当"壬"或"子"与天地自然之气不能相通应的时候,其对应的人体生理功能亦随之失调,并引起身体某方面的不适或疾患。

1)容易出现的不适或疾患:尿频、尿急、腹痛、腹泻、腰痛、水肿、出血性疾患。

2)重点防护:肾系疾患、泌尿系疾患、血液疾患。

3)应象于壬水和子水可备选药食:淡竹叶,巴戟天,杜仲,川芎,丹皮,白芍,酸枣仁,牛膝,阿胶,黄精,黑芝麻,女贞子,墨旱莲,蜂胶,葡萄。

50. 癸丑日易发疾患与药食宜用

人体的血等应象于"癸";脾、肌肉等应象于"丑"。当"癸"或"丑"与天地自然之气不能相通应的时候,其对应的人体生理功能亦随之失调,并引起身体某方面的不适或疾患。

1)容易出现的不适或疾患:异常出血、月经不调、腹痛、腹泻、食欲不佳、皮肤病、血糖异常、情绪低落等。

2)重点防护:血液疾患、糖尿病、情志病。

3)应象于癸水和丑土可备选药食:川芎,丹皮,白术,菟丝子,白扁豆,太子参,党参,五味子,白芍,酸枣仁,川牛膝,怀牛膝。

51. 甲寅日易发疾患与药食宜用

人体的胆、头、脑、骨、腰脊、督脉等应象于"甲";胆、头、脑、背、骨、腰、脊等应象于"寅"。当"甲"或"寅"与天地自然之气不能相通应的时候,其对应的人体生理功能亦随之失调,并引起身体某方面的不适或疾患。

1)容易出现的不适或疾患:头晕、头痛、胆囊疾病、腰背酸痛、肢体乏力等。

2)重点防护:胆疾患、脑疾患。

3)应象于甲木和寅木可备选药食:首乌藤、天麻、夏枯草、骨碎补、大枣、干姜、人参、党参、麦冬、玉竹、龙眼肉。

52. 乙卯日易发疾患与药食宜用

人体的肝、肝气、筋、指(趾)甲等应象于"乙";肝气、脉、筋、指(趾)甲、咽喉等应象于"卯"。当"乙"或"卯"与天地自然之气不能相通应的时候,其对应的人体生理功能亦随之失调,并引起身体某方面的不适或疾患。

1)容易出现的不适或疾患:颈椎不适、肝脏不适、身体左侧不适、失眠多梦、情绪异常、身体筋脉损伤、腰痛等。

2)重点防护:血压异常、胃疾患、肝疾患。

3)应象于乙木和卯木可备选药食:当归、枸杞子、龙眼肉、玉竹、蒺藜、木瓜。

53. 丙辰日易发疾患与药食宜用

人体的心、阳气等应象于"丙";胃、元气等应象于"辰"。当"丙"或"辰"与天地自然之气不能相通应的时候,其对应的人体生理功能亦随之失调,并引起身体某方面的不适或疾患。

1) 容易出现的不适或疾患:眼干、眼痒、咽干、咽痛、口腔溃疡、胃痛、胃胀、慢性胃炎、心慌、心悸、心肌梗死等。

2) 重点防护:心疾患、胃疾患、肾疾患。

3) 应象于丙火和辰土可备选药食:桑椹,青蒿,木贼,当归,枸杞子,玉竹,龙眼肉,大枣,麦冬,党参,白芍,酸枣仁,牛膝,高良姜。

54. 丁巳日易发疾患与药食宜用

人体的肾、肾气等应象于"丁";心、阳气等应象于"巳"。当"丁"或"巳"与天地自然之气不能相通应的时候,其对应的人体生理功能亦随之失调,并引起身体某方面的不适或疾患。

1) 容易出现的不适或疾患:烘热汗出、盗汗、烧心、反酸、心慌、心悸、胸闷、胸痛、尿频、尿急等。

2) 重点防护:肾疾患、心疾患。

3) 应象于丁火和巳火可备选药食:玄参,甘草,地黄,肉桂,山茱萸,大枣,干姜,人参,党参,麦冬,玉竹,龙眼肉,山药,川贝母,浙贝母,百合。

55. 戊午日易发疾患与药食宜用

人体的胃气、元气（中气）、心气等应象于"戊"；肾阳、元阳等应象于"午"。当"戊"或"午"与天地自然之气不能相通应的时候，其对应的人体生理功能亦随之失调，并引起身体某方面的不适或疾患。

1）容易出现的不适或疾患：乏力、纳差、胃胀、胃痛、胃炎、手脚冰凉、牙龈肿痛、肾炎、尿毒症等。

2）重点防护：胃疾患、肾脏疾患。

3）应象于戊土和午火可备选药食：蒲公英，山茱萸，肉桂，白术，菟丝子，白扁豆，丁香，刀豆，砂仁，益智仁，韭菜子，板栗。

56. 己未日易发疾患与药食宜用

人体的脾气等应象于"己"；脾、脾气、脾阳、肌肉等应象于"未"。当"己"或"未"与天地自然之气不能相通应的时候，其对应的人体生理功能亦随之失调，并引起身体某方面的不适或疾患。

1）容易出现的不适或疾患：腹痛、腹泻、食欲不佳、肌肉酸痛、行动迟缓、思维迟钝、头晕等。

2）重点防护：脾胃疾病、肾疾患。

3）应象于己土和未土可备选药食：吴茱萸，白芷，当归，枸杞子，龙眼肉，玉竹，山茱萸，肉桂，白术，菟丝子，茯苓，麦芽。

57. 庚申日易发疾患与药食宜用

人体的肺、肠等应象于"庚";肺、肠等应象于"申"。当"庚"或"申"与天地自然之气不能相通应的时候,其对应的人体生理功能亦随之失调,并引导身体某方面的不适或疾患。

1)容易出现的不适或疾患:咳嗽、咳痰、胸闷气喘、大便异常、四肢水肿、头晕头痛、肠炎等。

2)重点防护:肺系疾患、肠系疾患。

3)应象于庚金和申金可备选药食:牛蒡子,山药,川贝母,浙贝母,百合,大枣,党参,玉竹,龙眼肉,麦冬,核桃仁,肉苁蓉,制何首乌。

58. 辛酉日易发疾患与药食宜用

人体的肺气、皮毛等应象于"辛";肺、肺气、皮毛、咽喉等应象于"酉"。当"辛"或"酉"与天地自然之气不能相通应的时候,其对应的人体生理功能亦随之失调,并引起身体某方面的不适或疾患。

1)当天容易出现的不适或疾患:感冒、咳嗽、喘憋、身体右侧疼痛、鼻塞、咽痛、饮食呛咳等。

2)重点防护:肺疾患、肠疾患。

3)应象于辛金和酉金可备选药食:党参,太子参,五味子,杏仁,麦冬,金银花,紫苏,薤白,西洋参,桑白皮。

59. 壬戌日易发疾患与药食宜用

人体的肾阴、膀胱等均应象于"壬";胃、胃气、胃阳、元气、正气等均应象于"戌"。当"壬"或"戌"与天地自然之气不能相通应的时候,其对应的人体生理功能亦随之失调,并引起身体某方面的不适或疾患。

1)容易出现的不适或疾患:口干、口渴、胃胀、胃痛、胃受凉、头晕、头痛等。

2)重点防护:膀胱疾患、脾胃疾患。

3)应象于壬水和戌土可备选药食:淡竹叶、杜仲、巴戟天、山茱萸、肉桂、大枣、党参、麦冬、玉竹、龙眼肉、太子参、五味子、石斛。

60. 癸亥日易发疾患与药食宜用

人体的血等应象于"癸",肾、肾阴、前列腺、子宫、膀胱、升发之气等应象于"亥"。当"癸"或"亥"与天地自然之气不能相通应的时候,其对应的人体生理功能亦随之失调,并引起我们身体某方面的不适或疾患。

1)容易出现的不适或疾患:异常出血、尿频、尿急、腹痛、腹泻、着凉、胸痛、胸闷等。

2)重点防护:生殖系统疾患、出血性疾病。

3)应象于癸水和亥水可备选药食:川芎、丹皮、核桃仁、肉苁蓉、制何首乌、骨碎补。

【注释】

本篇内容属于中医学中的六十甲子疾病诊治与预防方法。六十甲子循环往复，六十天一循环。在以日为循环周期的时间段内，每一个甲子日都会对应容易出现的各种身体不适，以及当天容易被诊断出的各种急慢性疾病。本篇当中所提及的容易出现的不适或疾患是根据该甲子对应的人体干支类象推导出来的最可能出现的不适和疾患，在日常生活当中尚有可能出现其他情况，在当天服用相关药食可以起到缓解不适或病情的作用。如果平时有慢性病的朋友们，也可以提前查阅未来相关日期可能出现的病情变化，预先准备相关药食以备不时之需。

本篇仅作为养生保健使用，如有急性和慢性重大疾病请及时到正规医疗机构诊疗以免延误病情。本篇理论主要来源于林辰先生所创立的九极中医理论体系（又称为极炁时空模型理论），想要深入学习相关内容的读者们可自行搜索有关信息，以更好地理解和运用本篇内容。

附赠

常见不适症状取穴
速查图谱

心 悸

>> 快速取穴

1. 内关 伸臂,在腕横纹向上约2横指处,用力握拳屈腕时可见手臂内侧的两条索状筋,为掌长肌腱与桡侧腕屈肌腱,在其凹陷中取穴,按压有酸胀感。

2. 神门 伸臂,在手掌小鱼际靠近腕部处,可以触摸到一突起的圆骨,在手前臂内侧可以触摸到的大筋,即为尺侧腕屈肌腱,其大拇指侧可以触摸到的凹陷处,按压有酸胀感。

3. 百会 正坐位,在两耳尖连线与头正中线相交处。

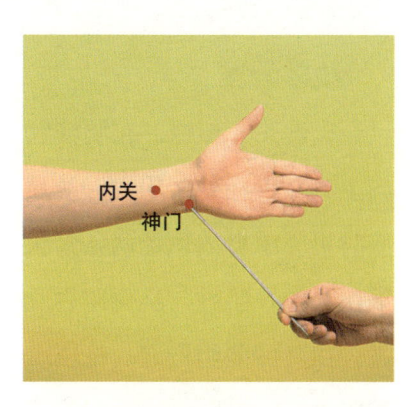

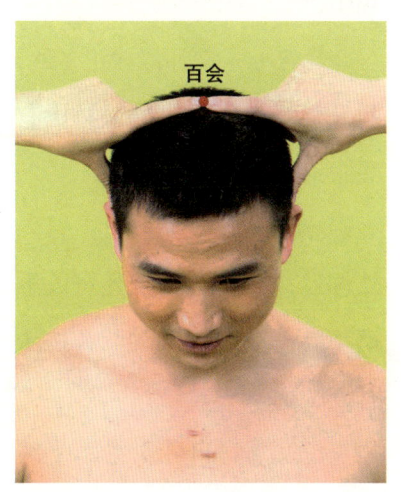

胸 闷

>> 快速取穴

1. **内关** 伸臂，在腕横纹向上约2横指处，用力握拳屈腕时可见手臂内侧的两条索状筋，为掌长肌腱与桡侧腕屈肌腱，在其凹陷中取穴，按压有酸胀感。

2. **膻中** 仰卧位或正坐位，两乳头连线的中点处，按压有酸胀感。

3. **极泉** 仰卧位，上臂向外伸展，在腋窝顶点处可以触摸动脉搏动，为腋动脉，按压有酸胀感。

4. **天池** 自乳头沿水平线向外侧旁开1横指，按压有按压有酸胀感。

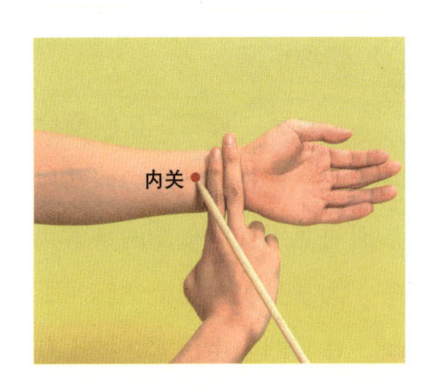

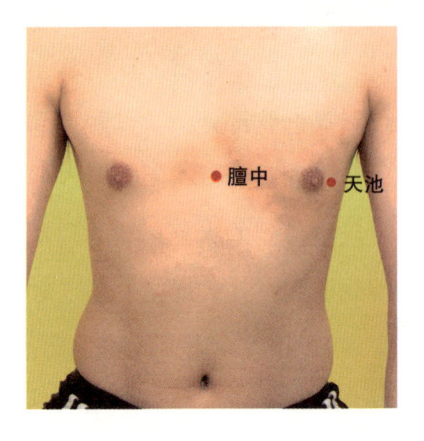

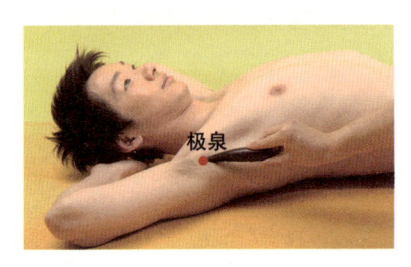

胸 痛

>> 快速取穴

1. 内关　伸臂，在腕横纹向上约2横指处，用力握拳屈腕时可见手臂内侧的两条索状筋，为掌长肌腱与桡侧腕屈肌腱，在其凹陷中取穴，按压有酸胀感。

2. 大陵　伸臂，用力握拳，在腕掌横纹上，可以触及到两条索状筋，在两筋之间底的凹陷中，相当于腕掌横纹的中点处，按压有酸胀感。

3. 劳宫　握拳，手指向内屈曲，中指指尖所指的掌心处，按压有酸胀感。

4. 少冲　在手小拇指的指甲甲底与小指桡侧缘的交点处。

5. 膻中　仰卧位或正坐位，两乳头连线的中点处，按压有酸胀感。

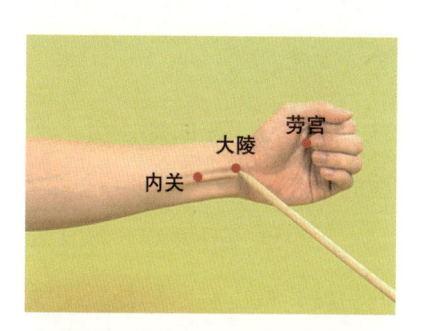

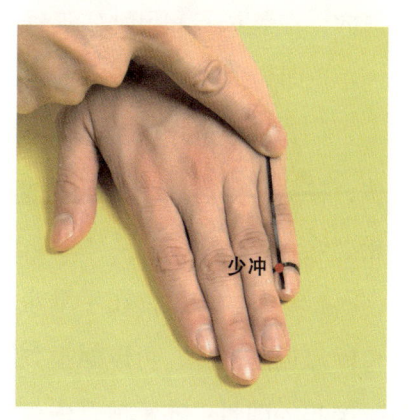

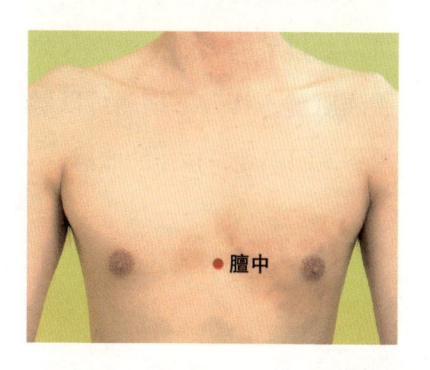

失 眠

>> **快速取穴**

1. **印堂** 在面部，眉头连线的中点。

2. **安眠** 取坐位，将耳垂向后按，按压有凹陷处，即翳风穴，在翳风穴和风池穴连线的中点即为本穴。

3. **百会** 正坐位或仰卧位，在两耳尖连线与头正中线相交处。

4. **神门** 伸臂，在手掌小鱼际靠近腕部处，可以触摸到一突起的圆骨；在手前臂内侧可以触摸到的大筋，即为尺侧腕屈肌腱，其大拇指侧可以触摸到的凹陷处，按压酸胀感。

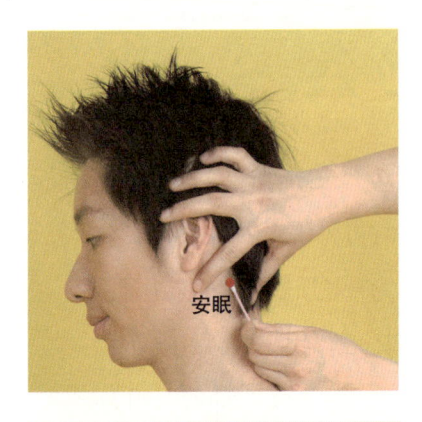

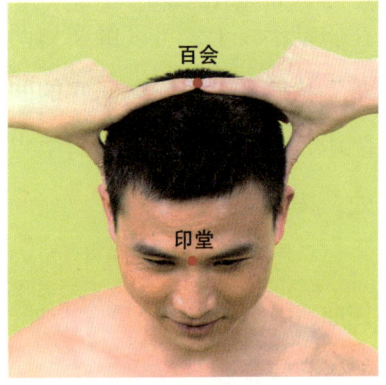

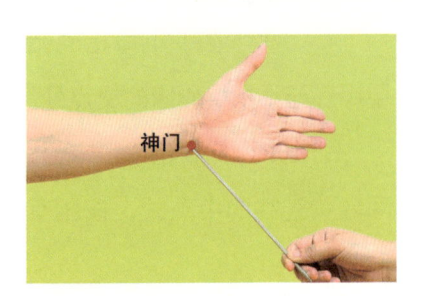

焦 虑

>> 快速取穴

1. 百会　在两耳尖连线与头正中线相交处。

2. 四神聪　正坐或俯卧位，先确定百会穴的位置，在自百会穴向前、后、左、右各1横指处，分别有4个穴位。

3. 劳宫　握拳，手指向内屈曲，中指指尖所指的掌心处。

4. 神门　在手掌小鱼际靠近腕部处，可以触摸到一突起的圆骨，在手前臂内侧可以触摸到的大筋，即为尺侧腕屈肌腱，其大拇指侧可以触摸到的凹陷处，按压有酸胀感。

5. 涌泉　坐位盘腿，卷足时，在足底心前面正中凹陷处，按压有酸胀感。

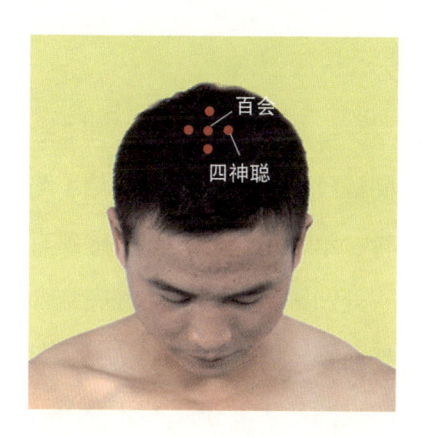

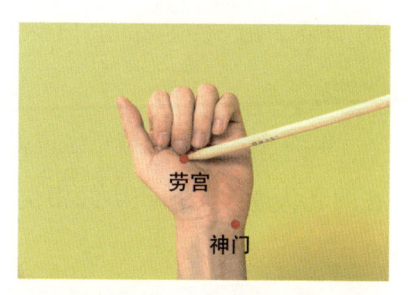

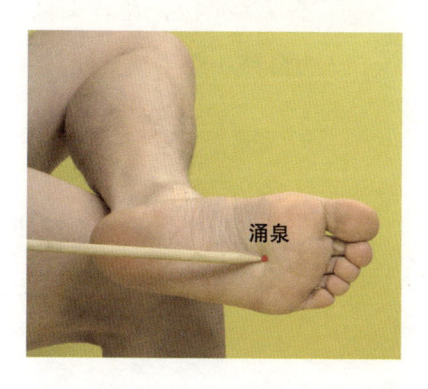

急躁易怒

>> **快速取穴**

1. 太冲　由第1趾、第2趾间缝纹延足背向上推至第1跖骨、第2跖之间，可以感到有一处凹陷，此处为跖骨底结合部前方，按压有酸胀感。

2. 行间　在足背内侧第1趾、第2趾之间的赤白肉际处。

3. 膻中　仰卧位或正坐位，在两乳头连线与前正中线相交处。

4. 率谷　坐位，在耳尖直上，入发际线1个半横指处。

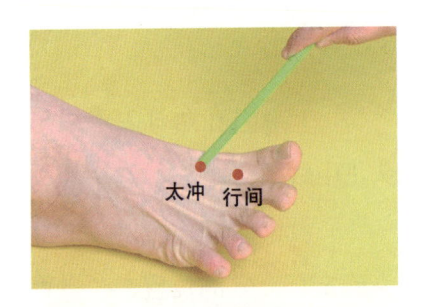

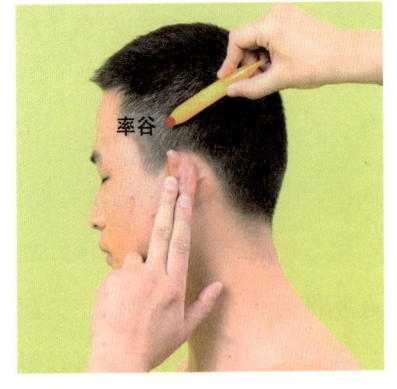

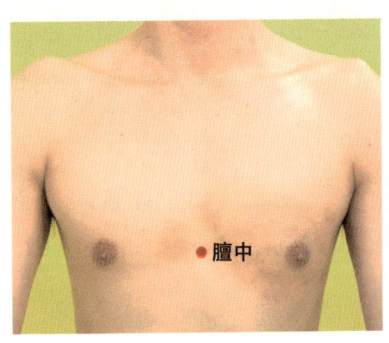

胸胁胀满

>> 快速取穴

1. 期门　坐位，以乳头为直线向下2个肋间隙，为第6肋间隙，按压有酸胀感。

2. 章门　在侧腹部，腋中线，第11肋游离端下际，夹腋时肘尖正对的地方。

3. 太冲　由第1趾、第2趾间缝纹延足背向上推至第1跖骨、第2跖骨之间，可以感到有一处凹陷，此处为跖骨底结合部前方，按压有酸胀感。

4. 支沟　腕背横纹中点处向上4横指，在两骨之间，按压有酸胀感处。

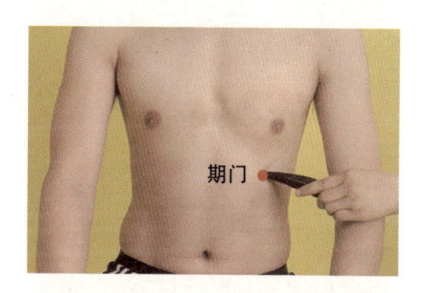

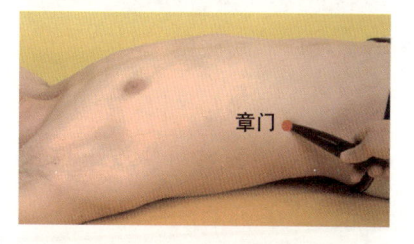

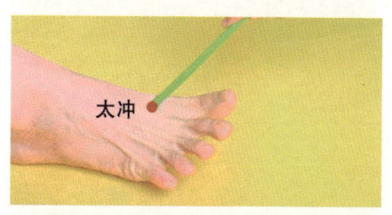

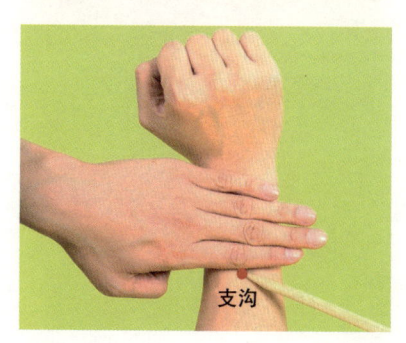

眩 晕

>> **快速取穴**

1. **印堂** 在面部，眉头连线的中点处。

2. **神庭** 坐位，在前头部，前发际正中直上量约半横指处，按压有酸胀感。

3. **头临泣** 坐位，目正视，眉中正对发际线处，直上量约半横指，按压有酸胀感。

4. **丝竹空** 在面部，眉梢凹陷处，按压有酸胀感。

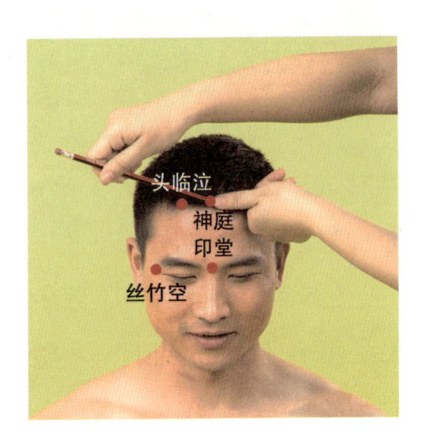

抑 郁

》快速取穴

1. **期门** 正坐位，以乳头为直线向下2个肋间隙，为第6肋间隙，按压有酸胀感处为此穴。

2. **章门** 在侧腹部，腋中线，第11肋游离端下际，夹腋时肘尖正对的地方。

3. **内关** 伸臂，在腕横纹向上2横指处，用力握拳屈腕时可见手臂内侧的两条索状筋，为掌长肌腱与桡侧腕屈肌腱，在其凹陷中取穴，按压有酸胀感。

4. **神门** 伸臂，在手掌小鱼际靠近腕部处，可以触摸到一突起的圆骨，在手前臂内侧可以触摸到的大筋，即为尺侧腕屈肌腱，其大拇指侧可以触摸到的凹陷处，按压酸胀感。

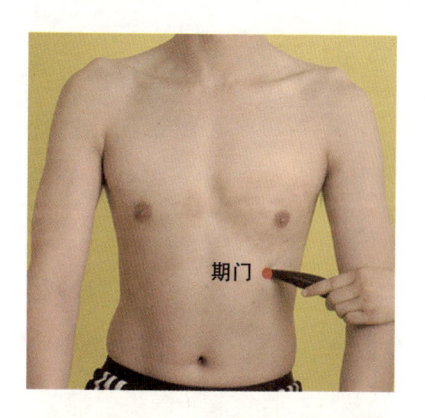

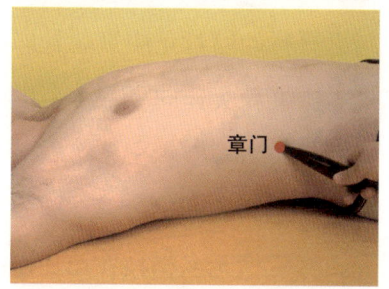

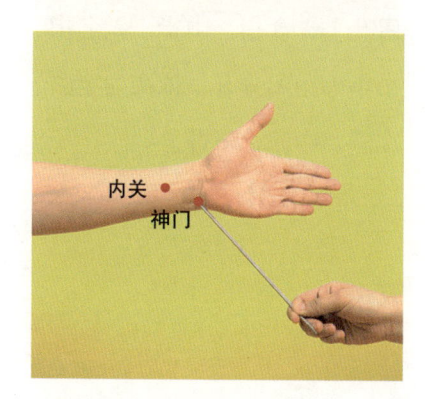

月经病

》 快速取穴

1. 三阴交 坐位，在内踝尖直上4横指处，胫骨内侧面后缘，按压有酸胀感。

2. 八髎 坐位，从髂嵴最高点向内下方骶角两侧循摸可触及一高骨突起（髂后上棘），与之平行的骶骨正中突起处即第1骶椎棘突，向下数1个椎体即为第2骶椎棘突，髂后上棘与其之间的凹陷为第2骶后孔，然后把无名指按在第2骶后孔上，食指、中指、无名指、小指等距离分开，依次为上髎、次髎、中髎、下髎。

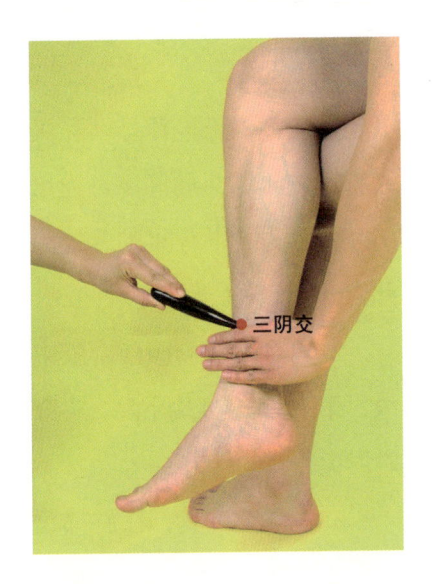

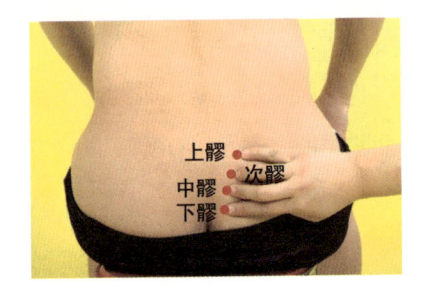

3.关元 在身体前正中线上，肚脐下4横指处。

4.归来 在耻骨联合上缘向上1横指，与前正中线上的交点的水平线上，旁开约2横指处。

5.子宫穴 将肚脐与耻骨联合上缘连线5等分，上4/5与下1/5的交点，旁开4横指处。

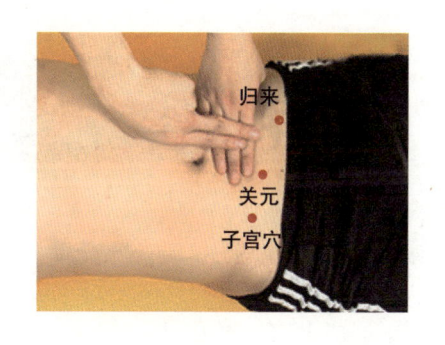

呕 吐

>> **快速取穴**

1. 中脘　在前正中线上，肚脐上4横指，再向上1横指处。

2. 不容　正坐位，从肚脐向上量2个4横指，再水平旁开约2横指处。

3. 梁门　在前正中线上，肚脐上4横指，再向上1横指，然后旁开2横指处。

4. 足三里　先确定犊鼻穴的位置，在膝盖下缘，髌骨尖内外可见两个凹陷，形似牛鼻，为犊鼻穴。足三里在犊鼻下4横指，胫骨前缘外开1横指处。

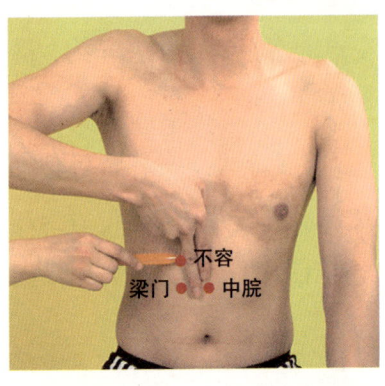

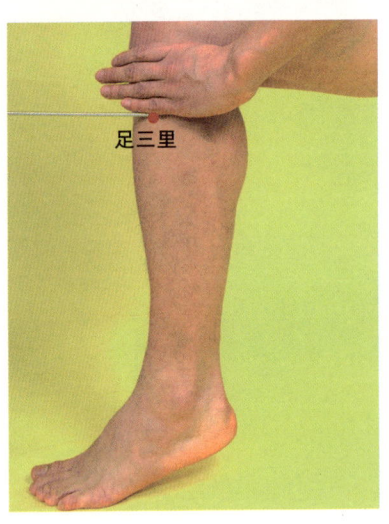

纳 差

>> **快速取穴**

1. **中脘** 在前正中线上，肚脐上4横指，再向上1横指处。

2. **足三里** 坐位屈膝，先确定犊鼻穴的位置，在膝盖下缘，髌骨尖外可见两个凹陷，形似牛鼻，外侧凹陷称外膝眼，又称犊鼻。足三里穴在犊鼻下4横指，胫骨前缘外开1横指处。

3. **气海** 在前正中线上，肚脐与关元连线的中点。

4. **关元** 在前正中线上，肚脐直下4横指处。

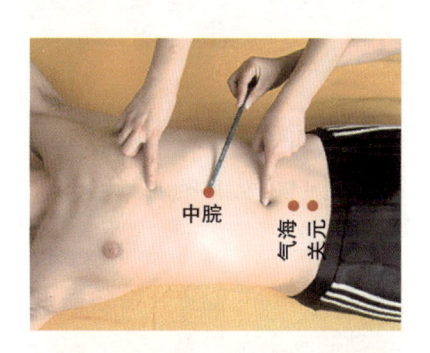

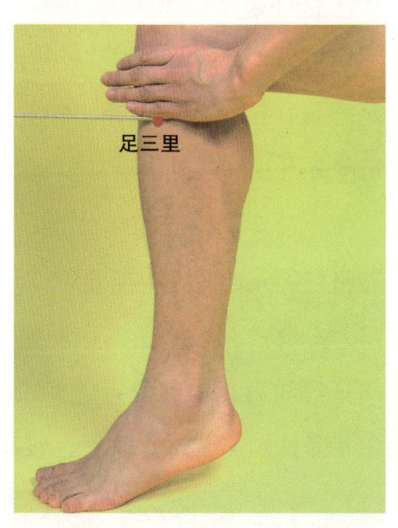

泄 泻

>> **快速取穴**

1. 中脘　在前正中线上，肚脐上4横指，再向上1横指处。

2. 足三里　坐位屈膝，先确定犊鼻穴的位置，在膝盖下缘，髌骨尖外可见2个凹陷，形似牛鼻，外侧凹陷为犊鼻穴。足三里在犊鼻下4横指，胫骨前缘外开1横指处。

3. 气海　在前正中线上，肚脐与关元连线的中点处。

4. 命门　正坐位，在肚脐水平线与后正中线交点处，即第2腰椎棘突下。

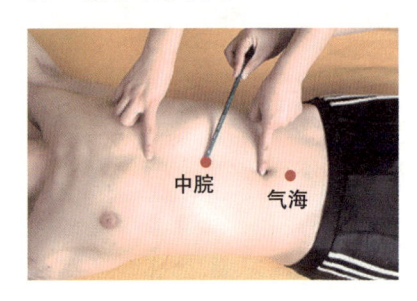

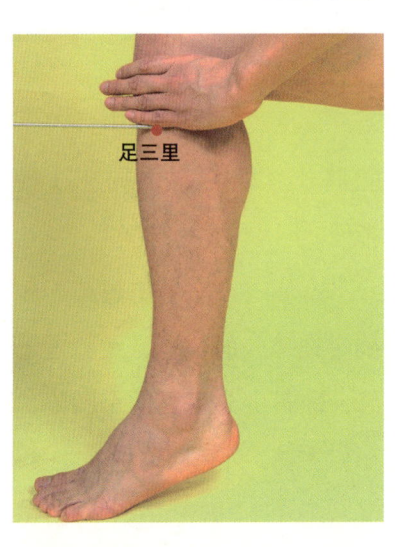

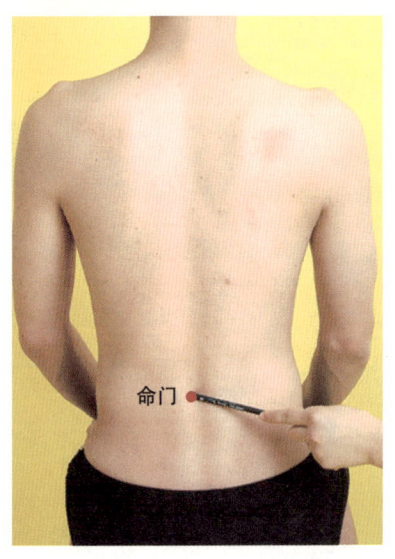

便 秘

>> 快速取穴

1. 天枢　肚脐旁开约2横指处，按压有酸胀感。

2. 支沟　伸腕，从掌腕横纹中点处向上4横指，在两骨之间按压有酸胀感的穴位即为此穴。

3. 关元　前正中线上，肚脐直下4横指处。

4. 气海　前正中线上，关元与肚脐的中点处。

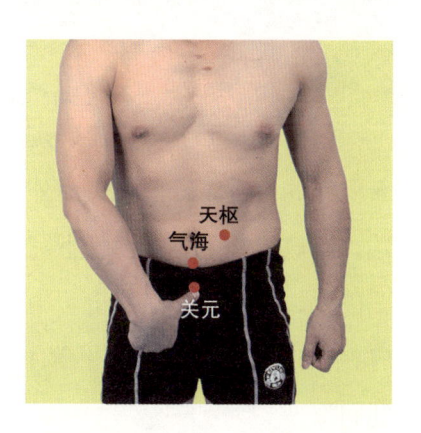

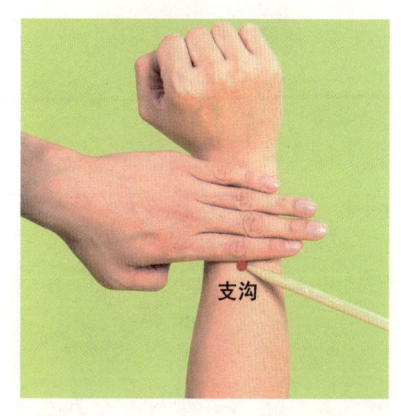

乏 力

>> **快速取穴**

1. **中府** 正坐位，先确定云门穴的位置。云门在锁骨外端，即肩峰端下方，锁骨下窝凹陷处，在锁骨中点线上。中府在云门下1横指处，平第1肋间隙。

2. **神阙** 肚脐正中。

3. **命门** 正坐位，在肚脐水平线上，与后正中线交点处，即第2腰椎棘突下。

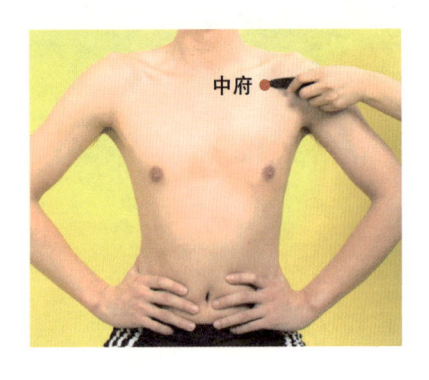

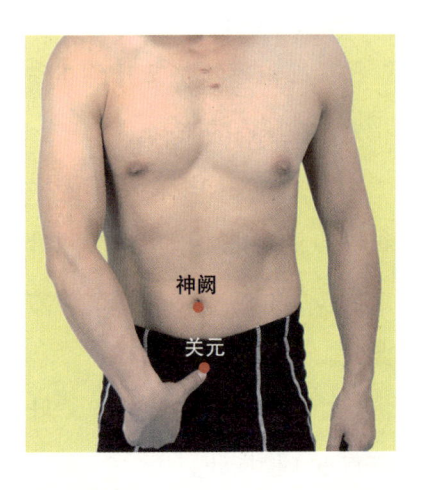

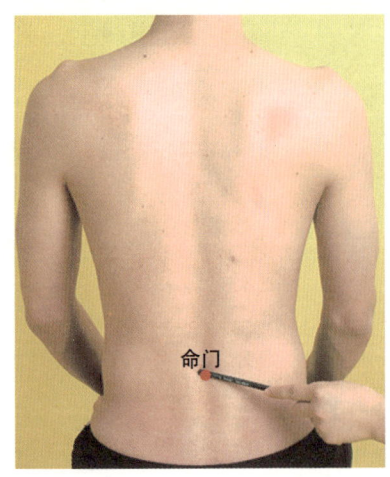

4. **足三里** 坐位屈膝，先确定犊鼻穴的位置，在膝盖下缘，髌骨尖内外可见两个凹陷，形似牛鼻，外侧凹陷称外膝眼，又称犊鼻。足三里穴在犊鼻下4横指，胫骨前缘外开1横指处。

5. **三阴交** 坐位，取内踝尖的最高点处，直向上4横指，小腿胫内侧缘后方，按压有酸胀处。

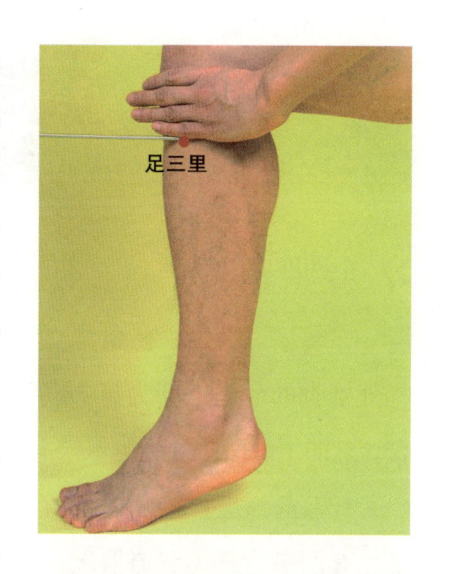

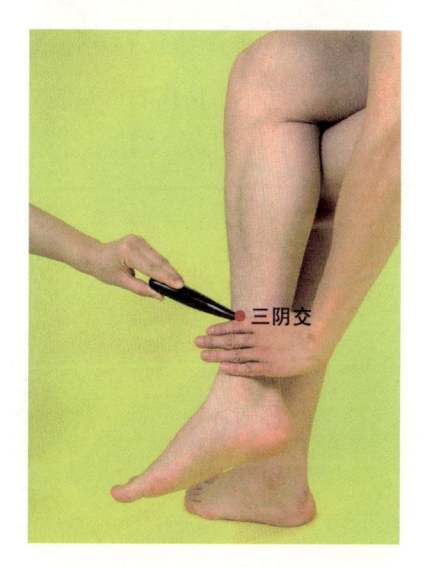

发热恶寒

>> **快速取穴**

1. **大椎** 坐位，在颈背交界处椎骨的最高点即为第7颈椎，它的下缘凹陷处即为本穴。

2. **天柱** 坐位，触摸颈后部，有两条大筋（斜方肌），在该大筋的外侧缘，后发际线可触及一凹陷，按压有酸胀感。

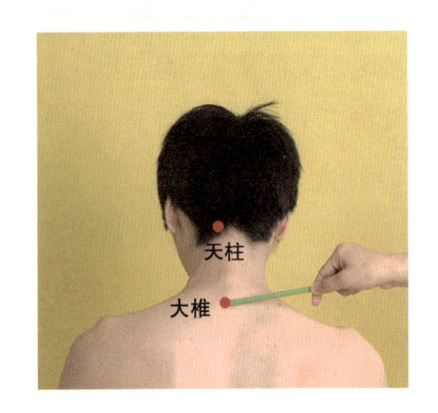

咳嗽咽痛

>> 快速取穴

1. 合谷　在手背，在大拇指与食指的虎口处，食指所在第2掌骨的中点处。

2. 风池　在后头骨下，胸锁乳突肌和斜方肌上端之间凹陷中，按压有酸痛感处。

3. 风府　在项部，后发际正中直上量1寸处。

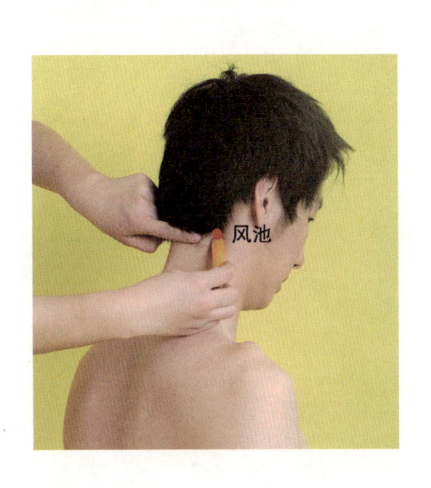

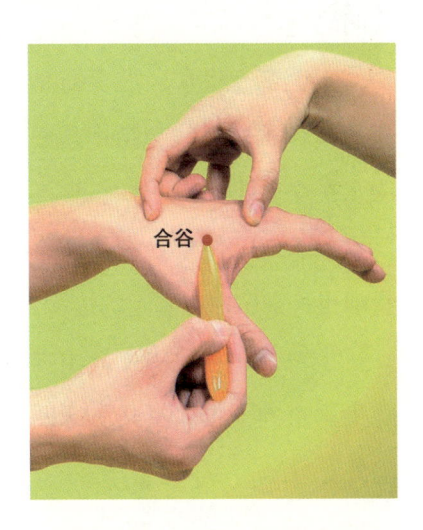

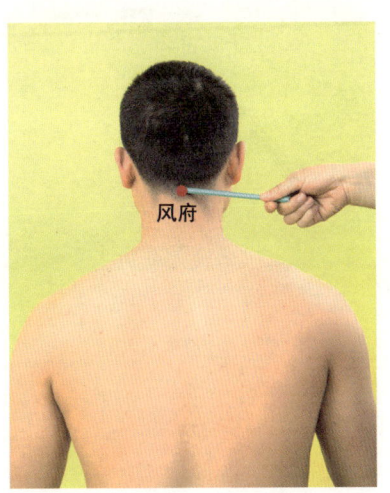

4. **尺泽** 微屈肘，在肘横纹上，在肘弯中可以摸到一条粗筋，这条大筋外侧的肘弯横纹凹陷处。

5. **少商** 伏掌，沿手拇指末节桡侧画一直线与指甲基底缘水平交点处。

6. **鱼际** 仰掌，在第1掌骨中点，掌后白肉隆起的边缘。

7. **照海** 在足内侧，由内踝尖垂直向下推，至其下缘凹陷处。

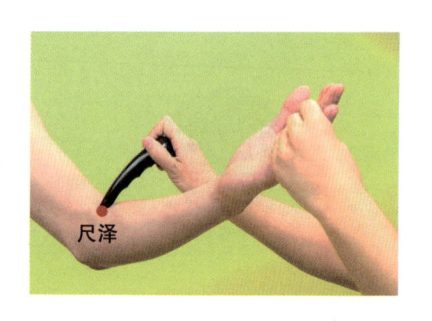

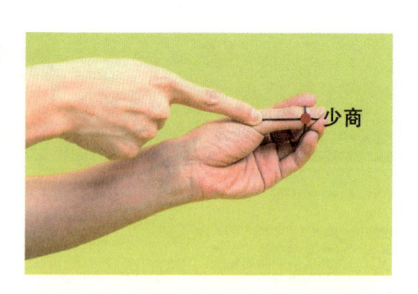

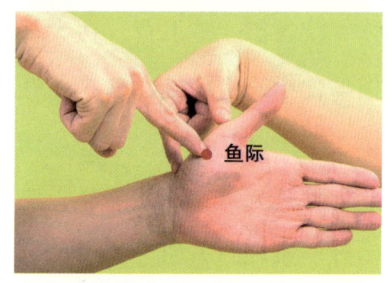

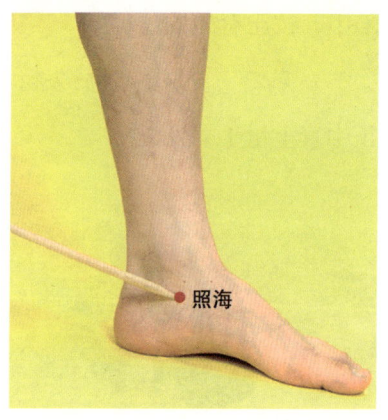

鼻塞流涕

>> 快速取穴

1. 迎香　在鼻唇沟与鼻翼外缘线的中点处。

2. 外关　在腕背横纹上约2横指，前臂两骨之间的凹陷处。

3. 风池　在后头骨下，胸锁乳突肌和斜方肌上端之间凹陷中，按压有酸痛感处。

4. 合谷　在手背，在大拇指与食指的虎口处，食指所在第2掌骨的中点处。

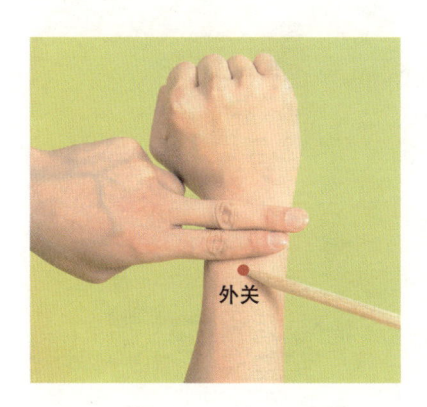

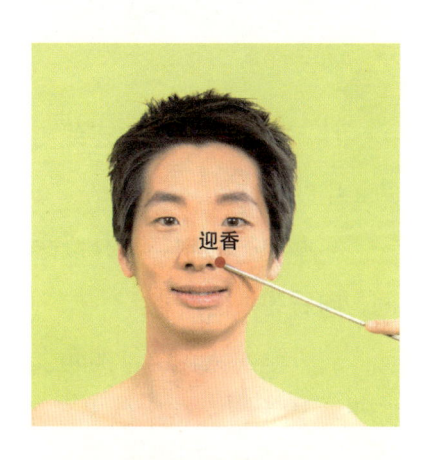

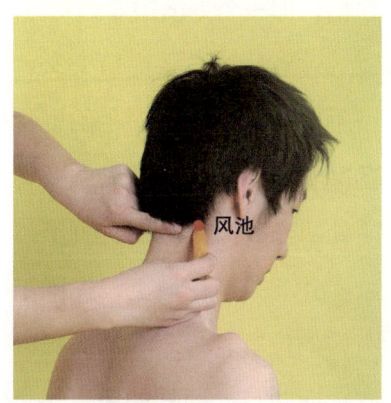

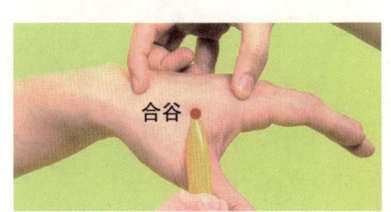

头痛身痛

>> **快速取穴**

1. **百会** 在两耳尖连线与头正中线相交处。

2. **太阳** 眉梢与目外眦之间,向后约1横指处。

3. **头维** 头侧部,额角发际上半横指,头正中线旁开4横指,加一个半横指处。

4. **列缺** 两手虎口交叉,一手的食指压在另一手的桡骨茎突上,食指尖端可以触摸到一处凹陷裂隙,此处即为此穴。

5. **肩井** 在肩上,先确定大椎的位置,与肩峰最高的位置,取两点连线处的中点,肩部最高处,即为此穴。

6. **后溪** 微握拳,第5指掌关节后,有一皮肤褶皱突起,其尖端处即是。

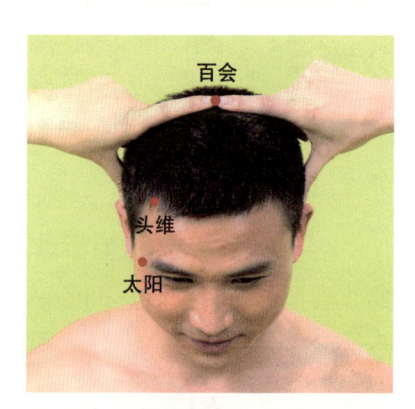

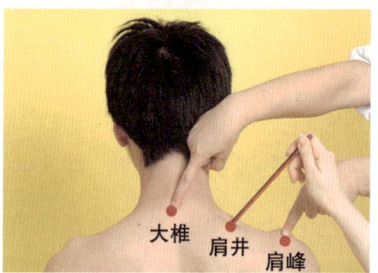

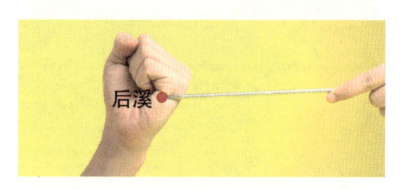

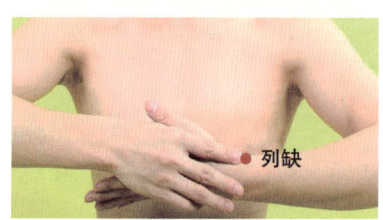

汗出异常

>> 快速取穴

1. 合谷　在手背，在大拇指与食指的虎口处，食指所在第2掌骨的中点处。

2. 复溜　先确定太溪的位置，在太溪直上2横指处，跟腱的前缘。

3. 太溪　在足内踝尖和跟腱之间的凹陷处。

4. 天府　坐位，臂向前平举，俯头，鼻尖接触上臂内侧处。

5. 云门　以手插腰，锁骨外端下方出现的三角窝凹陷处。

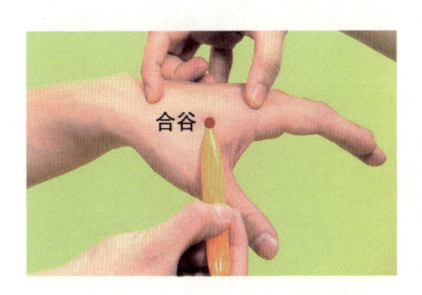

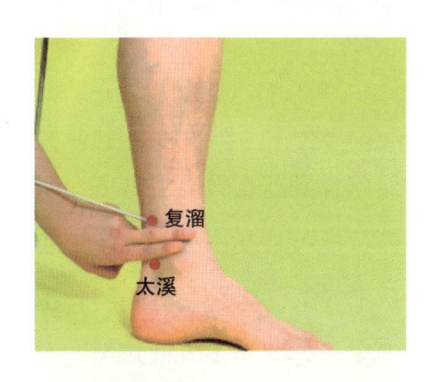

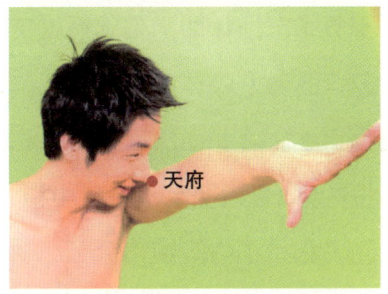

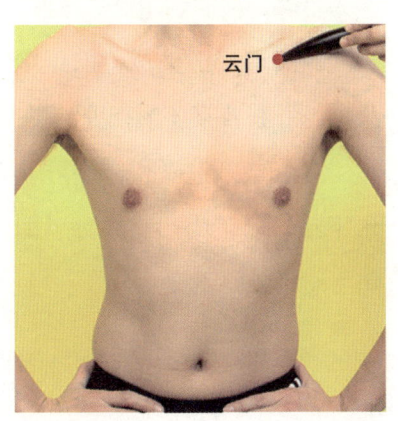

腰酸痛

>> **快速取穴**

1. 八髎 坐位，从骨盆后面髂脊最高点向内下方骶角两侧循摸可触及一高骨突起（髂后上棘），与之平行的髂骨正中突起处即第1骶椎棘突，向下数1个椎体即为第2骶椎突起，髂后上棘与其之间的凹陷为第2骶后孔，然后把无名指按在第2骶后孔上，食指、中指、无名指、小指等距离分开，依次为上髎、次髎、中髎、下髎。

2. 关元 正坐位，前正中线上，肚脐直下4横指处。

3. 命门 正坐位，在肚脐水平线与后正中线交点处，即第2腰椎棘突下。

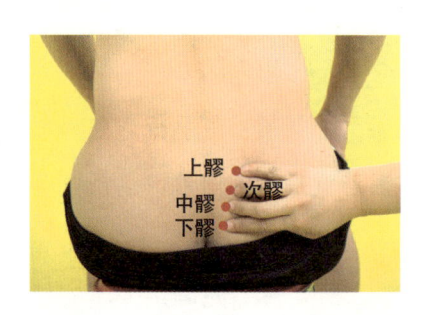

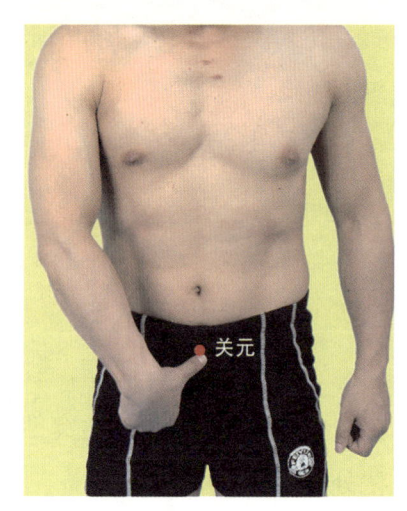

4. 中渚　在手掌掌背上，第4、第5掌骨间，第4指掌指关节的后方有一处凹陷处。

5. 委中　稍屈膝，腘横纹的中点处，左右触按有两条大筋，即肱二头肌腱与半腱肌腱的中间处。

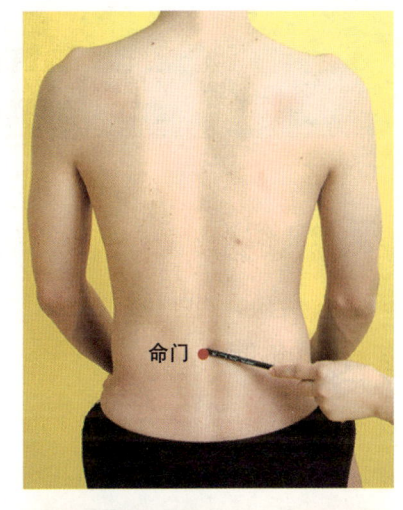

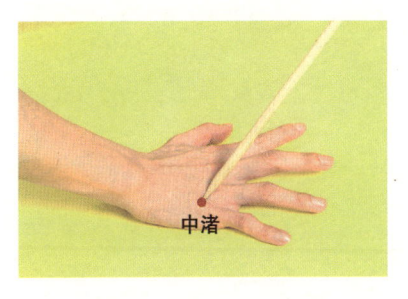

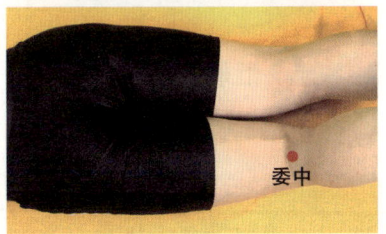

排尿异常

快速取穴

1. **水分** 仰卧位，肚脐上1横指（中指）。

2. **气海** 先取关元，在关元与肚脐连线的中点处。

3. **水道** 仰卧位，在前正中线上，肚脐向下4横指，再向旁开约2横指处。

4. **复溜** 先确定太溪的位置，在太溪直上2横指处，跟腱的前缘。

5. **阴陵泉** 坐位，用拇指沿小腿内侧骨向上推，推至膝关节处，胫骨上有一处弯曲的凹陷处，即为此穴。

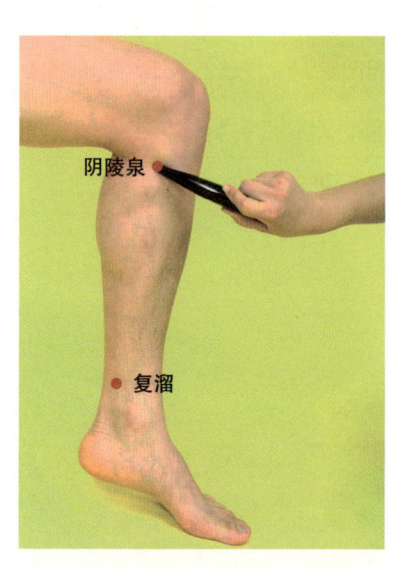

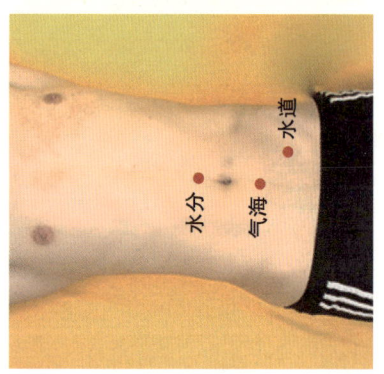

水 肿

>> 快速取穴

1. 阴陵泉　坐位，用拇指沿小腿内侧骨向上推，推至膝关节处，胫骨上有一处弯曲的凹陷处，即为此穴。

2. 水泉　先定位太溪，太溪在足内踝尖和跟腱之间的凹陷处。在太溪直下1横指，跟骨结节的内侧凹陷处。

3. 地机　先确定阴陵泉的位置。阴陵泉取坐位，用拇指沿小腿内侧骨向上推，推至膝关节处，胫骨上有一处弯曲的凹陷处，即为此穴。在阴陵泉直下4个横指，胫骨内侧缘处。

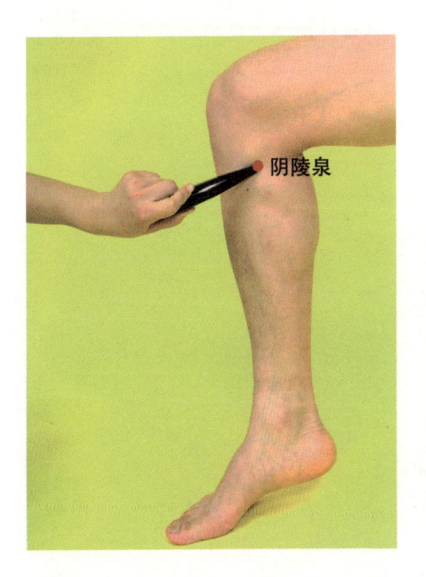

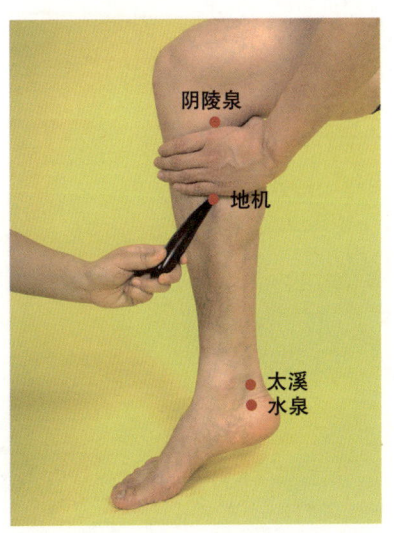

4. 涌泉　坐位盘腿，卷足时，足底掌心前面正中凹陷处，按压有酸胀感。

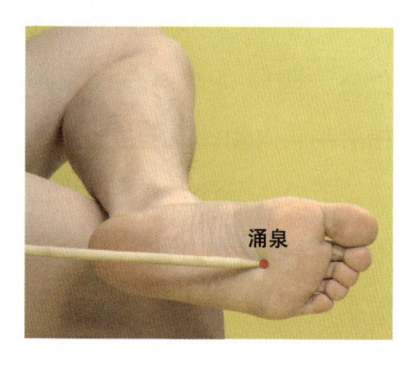

5. 命门　正坐位，在肚脐水平线上后正中线交点处，即第2腰椎棘突下。

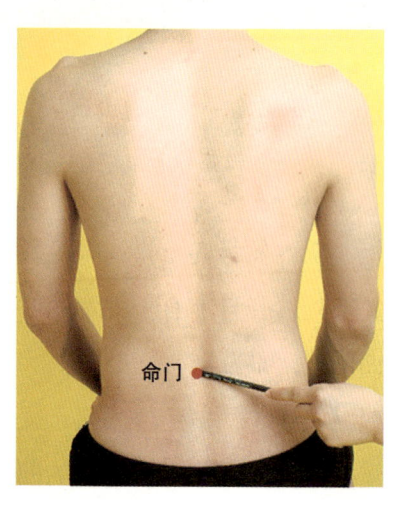

脱发白发

》 快速取穴

1. **足三里** 坐位屈膝，先确定犊鼻穴的位置，在膝盖下缘，髌骨尖内外可见两个凹陷，形似牛鼻，外侧凹陷称外膝眼，又称犊鼻。足三里穴在犊鼻下4横指，胫骨前缘外开1横指处。

2. **太溪** 由足内踝尖向后推至与跟腱的凹陷处，大约是内踝尖与跟腱之间的凹陷。

3. **血海** 坐位，屈膝，将手掌掌心按于膝盖骨上，从食指到小拇指向上伸直，大拇指呈45度倾斜，大拇指指尖所在处即为此穴。

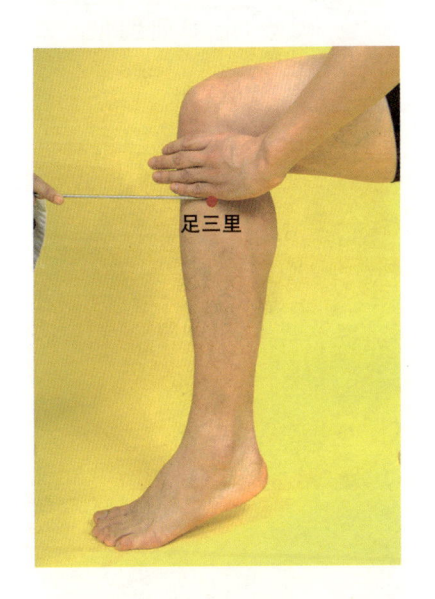

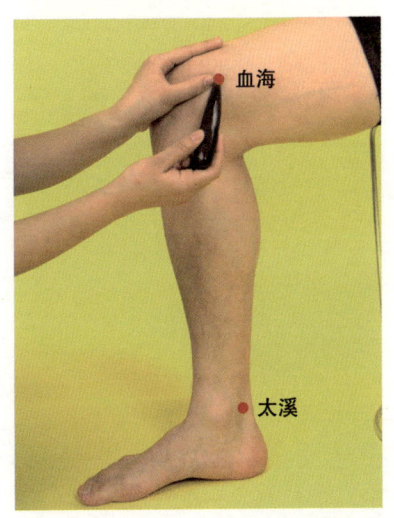

4. 风池 正坐位，在后头骨下，胸锁乳突肌和斜方肌上端之间凹陷中，按压有酸痛感处。

5. 曲鬓 在耳前鬓角，鬓发后缘的垂线与耳尖水平线交点处。

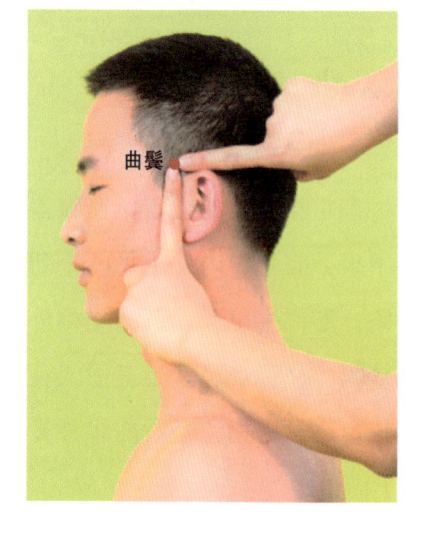

健 忘

>> 快速取穴

1. 养老　掌心向下，用另一手手指按在手腕高骨处，然后掌心转向胸部，在手指滑入的骨缝中。

2. 涌泉　坐位盘腿，卷足时，在足底掌心前面正中凹陷处，按压有酸胀感。

3. 三阴交　坐位，取内踝尖的最高点处，直向上4横指，小腿胫内侧缘后方，按压有酸胀处。

4. 百会　在两耳尖连线与头正中线相交处。

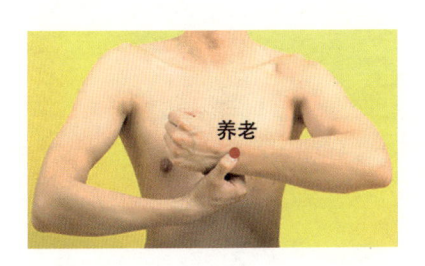

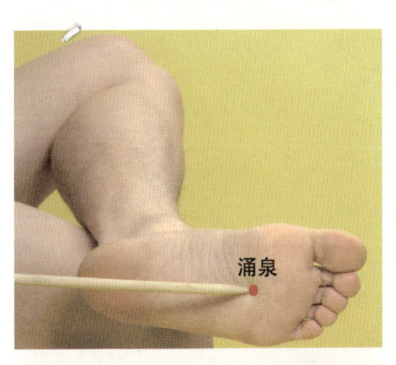

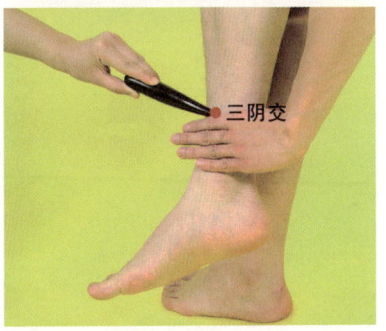

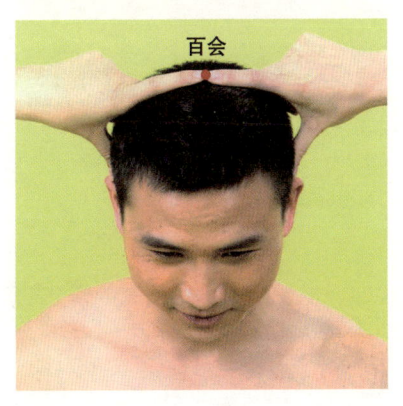